不生病的活法

70位名医的健康忠告

广州日报健康有约工作室 编

SPM 南方出版传媒

广东科技出版社｜全国优秀出版社

·广州·

图书在版编目（CIP）数据

不生病的活法：70位名医的健康忠告 / 广州日报健康
有约工作室编. —广州：广东科技出版社，2019.8
ISBN 978-7-5359-7243-9

Ⅰ.①不… Ⅱ.①广… Ⅲ.①疾病—防治—基本知识
②保健—基本知识 Ⅳ.①R4 ②R161

中国版本图书馆CIP数据核字（2019）第163699号

不生病的活法——70位名医的健康忠告
Bu Shengbing de Huofa —— 70 Wei Mingyi de Jiankang Zhonggao

出 版 人：朱文清
责任编辑：吕　健
装帧设计：友间设计
责任印制：彭海波
责任校对：冯思晴　谭　曦　李云柯
出版发行：广东科技出版社
　　　　　（广州市环市东路水荫路11号　邮政编码：510075）
http：//www.gdstp.com.cn
E-mail：gdkjyxb@gdstp.com.cn（营销）
E-mail：gdkjzbb@gdstp.com.cn（编务室）
经　　销：广东新华发行集团股份有限公司
印　　刷：广州市彩源印刷有限公司
　　　　　（广州市黄埔区百合三路8号201栋　邮政编码：510700）
规　　格：787mm×1 092mm　1/16　印张18　字数370千
版　　次：2019年8月第1版
　　　　　2019年8月第1次印刷
定　　价：68.00元

如发现因印装质量问题影响阅读，请与承印厂联系调换。

本书编委会

主　编：李婉芬

副主编：黄卓坚　林朝晖

编　委：秦　晖　黎　蘅　任珊珊　张青梅
　　　　翁淑贤　黄蓉芳　伍　仞　何雪华
　　　　周洁莹　王　婧

　　本书的出版还要感谢以下为广州日报健康新闻做出贡献的新闻工作者：

　　江小川、刘小霓、唐迎春、黄楚慧、邱瑞贤、窦丰昌、王湘、王鹤、卢文洁、伍君仪、李立志、杨洪权、武志红、柯学东、涂端玉、潘宇虹、梁超仪、吴婉虹、李津、何家。

序
Preface

　　健康是人类的永恒追求，也是每个人美好生活的需要。

　　随着经济社会发展，我国民众的预期寿命及整体健康水平都不断提高，但也面临着许多新问题、新挑战。近年来，影响生命质量的杀手——心脑血管病、癌症等，在我国呈发病人数逐年增长、发病年龄不断年轻化的趋势。一些被称为"现代文明病"的慢性病，正对国民健康构成巨大威胁。

　　追根究底，这些问题的产生，除了环境变化、工作压力大等因素外，在相当程度上与现代人不健康的生活方式有关，饮食不讲究、运动不积极、熬夜少休息……许多人在懵懂中与疾病相向而行。

　　要全面实施"健康中国"行动，推动全民健康知识普及，已刻不容缓。

　　作为国内最早推出保健新闻版进行健康科普传播的报纸，广州日报一直致力于向公众普及医学知识、促进防病保健，为推动医患良性沟通而搭建起便捷桥梁。

　　从何种途经能够获知不生病、少生病的权威知识，早做防备？

如何及时发现疾病的"预警"信号，斩断病情进展的链条？

怎样才能及早进行规范治疗，以免病入膏肓、积重难返？

……

十年前，当广州日报决定推出一档面向公众进行健康教育的科普专栏时，这些问题萦绕在我们的脑海里。

"能不能让名医'大咖'从报纸上走下来，和我们面对面交流？"读者们的来信，促成了广州日报"名医大讲堂"的诞生。

结合时下热点，广州日报健康有约工作室携手广州各大三甲医院，从最早的每季度推出一堂重磅讲座，到如今每月都有名医登台开讲，每周都有"名医微课"进行在线直播。同时"名医大讲堂"还深入社区和基层开设"直播频道"，打通健康传播的"最后一公里"，方便基层群众通过视频直播，同步收听收看讲座实况，足不出户就能聆听医学专家深入浅出的科普健康课。

十年间，"名医大讲堂"搭建了医患关系的良好沟通渠道，培养了一大批铁杆"健康粉丝"。据不完全统计，曾现场参与讲座、聆听在线直播的粉丝累计超过数千万人。

十年间，"名医大讲堂"已经成为广州乃至国内健康传播领域的一块金字招牌，成为广州最具公信力、影响力的健康教育平台。

这种"名医讲科普、医媒共传播"的模式，也引发了兄弟媒体的效仿，共同推动"健康传播热潮"的高涨。

十年间，"名医大讲堂"得到了广东医学界的鼎力支持。

呼吸病专家、中国工程院院士钟南山曾七次登上"名医大讲堂"，肾脏病专家、中国科学院院士侯凡凡欣然担任"名医大讲堂"顾问并主讲科普专场。

岭南中医药学界巨擘、堪称"广东珍宝"的已故国医大师邓铁涛，生前不仅多次委派弟子主讲"邓氏养生经"，还亲自为"名医大讲堂"题字。

"岭南皮肤圣手"、国医大师禤国维，全国著名中医肿瘤学家和教育家、国医大师周岱翰，则让粉丝们见识了传统医学的底蕴与光华。

我们的讲台堪称"名医云集、星光闪耀"：结直肠癌专家汪建平、血管甲状腺乳腺外科专家王深明、肺癌专家吴一龙、内分泌疾病专家肖海鹏、脊柱外科专家戎利民、心血管病专家王景峰、乳腺癌专家苏逢锡、妇科生殖内分泌专家杨冬梓、鼻咽癌专家马骏、肝病专家侯金林……逾百位平时预约挂号"一号难求"的专家，百忙之中抽出宝贵时间，借助广州日报的立体传播矩阵，为广大读者和网友们答疑解惑，带来了国际前沿的医学新进展，普及防病保健的实用知识，指明早诊早治的求医之路。

今天，我们从这些闪耀着智慧之光的演讲精华中，撷取数十篇结集出版，以飨读者。

愿每位翻开这本书的朋友，都能从名医们发自肺腑的话语中有所获益，掌握"不生病""少生病""早治愈"的奥秘，享受健康生活。

最后，感谢广州市委宣传部"羊城宣传思想文化优秀创新团队"培养专项经费对本书出版的资助。

李婉芬

广州日报总编辑

2019.8

3

目录
Contents

153 第六章

颈肩痛，腰腿痛，养好骨质身轻松

177 第七章

癌症是可以控制的慢性病

目
录
Contents

239 第八章

怀得上，生得下，这样培育健康宝宝

第一章

大咖开讲：细节决定健康

邓铁涛：

养生先养心，养心先养德

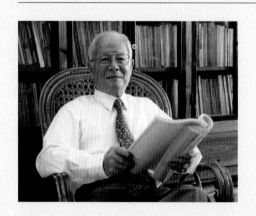

专家简介

　　邓铁涛，全国首届国医大师，国家级非物质文化遗产中医诊法代表性传承人，广州中医药大学终身教授、博士研究生导师。（本照片为方宁拍摄）

　　"药物不是万能的，必须注重养生，只有意志坚定，才能持之以恒，作息以时，娱乐适宜，浪费时间须痛改，健康无价，不要对不起自己。"这是邓老养生的座右铭。他经常告诫弟子们：养生保健并不是一门很高深的学问，它就存在于我们日常生活中，养生就是要有好的生活习惯。

养心：静坐、冥想、练书法、修静心功

　　"养生重于治病"是邓老一直倡导的理念。养生先养心，养心先养德。"德"的字形由"心""彳""直"三个部件组成。"心"表示与情绪、心境有关；"彳"表示与行走、行为有关；"直"为

"值"之本字，有价值之义。"德"的字形本意为"心、行之所值"，是与人的心境和行为密切相关的。

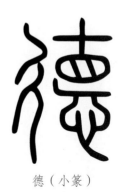

德（小篆）

为什么现在生活条件比过去好这么多，但是疾病在增长，亚健康的人群不断增多？邓老说：这与"心没有养好"有关。一些人的杂念太多，不切实际的欲望太多。《黄帝内经》说"百病皆生于气，气为百病之长"。疾病的发生与人体气机升降出入息息相关，外感六淫、内伤情志、过度劳伤等因素均可导致气机失常，引起脏腑经脉功能的紊乱，从而发生诸多病症。《黄帝内经》中的"恬淡虚无，真气从之"是养生的最高境界，人只有做到安静无杂念，才能达到"真气从之"。也就是说，人的胸怀要放开，不要因为某些事情而斤斤计较、耿耿于怀，心底无私天地宽。

心胸开阔是健康长寿的主要原因之一。邓老经常修习静心功，每天醒来后一般不急于下床，而是先在床上调整呼吸吐纳，通过静坐、冥想等方法以安定心神。静坐时身体随意放松，通常他习惯单腿交换盘坐，不勉强自己一定要盘双腿，而是让自己舒舒服服静静地入坐。这一点很值得大家借鉴，特别是老年人修习静心功，能盘双腿就盘双腿，不行就单腿。

静坐时自然闭目，排除脑中杂念，专注于一呼一吸，以助于理清思虑、平伏心情、集中注意力。不过，静坐时间久气血易出现短暂的凝滞，所以大家每次静坐都要视自身状态掌握一定时间，若坐久了可通过按摩等手法来疏通四肢的气血。很多人静坐时很难做到完全不想事，邓老建议大家只要思维不要太活跃，坐着发呆也有好处，让自己全身放松，最重要的是让心静下。

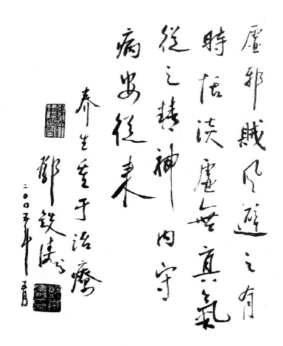

国医大师邓铁涛题字

书法、练字也可以养心神。书法不单是一门艺术，也是养生"法门"，特别有助于调养心神。因为练习书法时需全神贯注、宁静、少欲，不被外界事务所扰动，身体环境保持稳定。另外，执笔时指实、掌虚、腕平的姿势，书写中不自主的"摇筋骨、动肢节"，也会适度调节全身肌肉，"形神共养"，确实有益于健康长寿。

强身：八段锦强筋骨调脏腑

强身以动为要，"动则生阳"。阳气是人体生殖、生长、发育、衰老和死亡的决定因素。中医认为，人们每天有充沛的精力去学习和工作，身体对疾病有抵抗力，都需要身体阳气的支持，所谓"得阳者生，失阳者亡"。阳气越充足，人体越强壮。阳气不足，人就会生病。阳气完全耗尽，人就会死亡。如果人久坐少动，阳气无以化生，就容易感到疲倦乏力，没有精神。

邓老一生酷爱八段锦，每天早上的八段锦练习是他必做的功课。

八段锦是优秀的中国传统保健功法，古人把这套动作比喻为"锦"，意为动作舒展优美，如锦缎般优美、柔顺，又因为功法共为八段，每段一个动作，故名为"八段锦"。整套动作柔和连绵，滑利流畅；有松有紧，动静相兼；简单易行，功效显著。（练习方法可参考广东科技出版社出版的《八段锦：邓铁涛健康长寿之道》）

八段锦看似简单，但要真正达到显著的效果，还是要经过一段时间的苦练及深刻领会，才能达到养生目的。

初学阶段，练习者可采取自然呼吸方法。待动作熟练后，逐步对呼吸提出要求，练习者可采用练功时的常用方法——腹式呼吸。在掌握腹式呼吸方法后，开始注意同动作进行配合。其中也存在适应和锻炼的过程，不可急于求成。最后逐渐达到动作、呼吸、意念的有机结合。

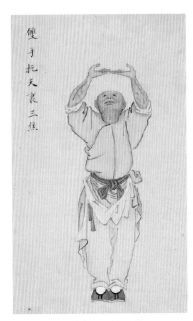

如"两手托天理三焦"，每一个完整动作（上托、撑臂、下落）作为一个呼吸循环。本动作以上肢动作为主，吸气时腹肌收缩凹腹隆胸，意念是将丹田之气提至膻中，呼气时腹肌舒张凸腹陷胸，意念是将膻中之气沉入丹田。这样往返推动内气的升降鼓荡，可以按摩胸腹两腔脏器，增加内气。其实不论是腹

双手托天理三焦

式呼吸还是逆呼吸，都是气体在肺脏运动从而推动横膈肌上下运动。闭气的目的是让引入中上丹田的气血更加充润，通过呼气使全身气血调和顺畅。

该动作可以疏通三焦经、心包经，促进全身气血循环，调理脏腑功能，改善各种慢性病症状，消除疲劳，滑利关节（尤其是上肢和腰背关节）。

饮食：食杂不偏平时不忌口

邓老吃得很简单，他一贯主张进食宜杂不宜偏，五谷杂粮、酒、肉、果蔬都可以吃，关键是不能过量。每天三餐定时、定量，坚持每餐七分饱，尽量营养均衡。他平时不忌口，只是根据四时变化来合理调整饮食，比如天气比较干燥就适当吃些润燥的食物。一般来说家人煮什么食物他都觉得好吃。以前他出差到外地，也很喜欢品尝当地的特色小食，认为这是人生中的一种享受。

他爱吃的零食是核桃。核桃又称"益智果""长寿果""万岁子"，有补肾、固精强腰、温肺定喘、润肠通便的作用。现代医学研究：核桃中的磷脂，对脑神经有良好保健作用。但是，核桃也不能猛吃，吃多了会上火。因此，邓老每天吃核桃，只会吃1～2个。如果吃核桃上火了，喝点淡盐水，或者吃点山竹、雪梨，还可以喝紫菜汤、萝卜汤。

邓老喜欢喝普洱茶、龙井茶。他也强调，适合喝什么茶因人而异，喝了感觉身体舒服基本就是适合的。

简单小动作，长寿大效果

1. 鸣天鼓、聪两耳、击枕处

鸣天鼓：掌心贴耳孔，手掌搭在后脑勺，将食指放在中指上，然后向下一弹，产生一个弹击的力量，持续50次。可预防大脑痴呆，减缓耳蜗退化，防止神经衰弱、头晕头痛。

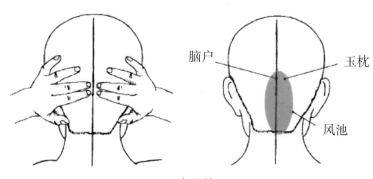

脑户　玉枕

风池

鸣天鼓

聪两耳：双手食指插入耳孔，先向前旋转，再向后旋转，然后突然放手，持续50次。可保持听力，防治无器质性病变的耳鸣、耳聋。

击枕处：双手五指微曲，以食指、中指、无名指为主，轻击后枕部，来回50次。可有效改善睡眠，辅助治疗颈椎病、头痛、鼻塞。

2. 勤梳头

每天用牛角梳，在起床后梳头100次，可按摩头皮、头部神经，改善大脑血液循环，同时锻炼手臂力量，预防肩周炎。

3. 冷热水交替洗澡

邓老常年坚持"冷热水交替洗澡法"，即先用温热水洗，再用稍凉的水冲洗全身。温热水的刺激，可以促进血管的舒张；冷水沐浴，可以促进血管的收缩，相当于做"血管体操"。但所谓的冷热水，都是他个人在具体的条件下身体能承受的温度，而不是绝对不变的冷水或高温的水，他强调的是水要有一定的温差。

4. 足浴

邓老常说，人脚就像树根，树枯根先竭，人老脚先衰。老人常感脚底发凉，是因为人的气血随着年龄增长而渐减，常用温热水沐足，可促进脚部血循环。在沐足过程中，可用双手按摩、揉搓脚背及脚心，以左手劳宫穴摩擦右脚底涌泉穴，右手劳宫穴摩擦左脚底涌泉穴，直到产生温热感为止。有时他还会配些中药材煮水来泡脚。

怀牛膝30g、川芎30g、白芷10g、钩藤30g、夏枯草10g、吴茱萸10g、肉桂10g煮水。

早年邓老用这张沐足方时选的是天麻而不是白芷，后期以白芷替换天麻，是考虑天麻价格较高，用便宜点的白芷也能起到同样的作用，因而改用白芷。

钟南山：
慢阻肺"没的医"？其实可防可治

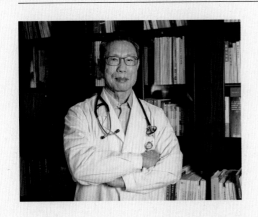

专家简介

  钟南山，中国工程院院士，广州医科大学呼吸内科教授、博士生导师，973首席科学家，国家呼吸疾病临床医学研究中心主任，中华医学会前会长、顾问。

  咳嗽老好不了，还经常咳痰，甚至出现气短、呼吸困难、喘息、胸闷……你以为这只是年纪大了，肺功能下降的自然退化现象，是没办法的事？错了！也许慢阻肺这病早已在你身上存在多年！

  慢阻肺是一种以气流受限为特征的慢性呼吸道疾病，典型症状是进行性加重的咳嗽、咳痰、气短和呼吸困难，它不仅影响呼吸系统，还可以引起全身病变，随着病情的不断进展，患者甚至可丧失劳动力，生活质量降低，最终发展为呼吸衰竭和肺源性心脏病……据世界卫生组织估计，目前慢阻肺已成为世界上非意外死亡的第四大死因，仅次于心脏病、脑血管病和急性肺部感染，到2020年可能上升为第三大死因。

  近年来慢阻肺患病率明显增加，而且绝大多数因症状轻或无症状而被忽视。任何存在呼吸困难、慢性咳嗽或咳痰并伴有（或有）危险因素暴露史的患者，都应考虑做肺通气功能检测排查慢阻肺，以便早发现、早诊治。研究证明，慢阻肺早治疗具有极佳的效果。

现状：慢阻肺患者很多，轻度患者超九成

慢性疾病是指那些在发生发展过程中大部分时间人感觉不到的疾病。一提到慢性病，很多人都会联想到高血压、糖尿病、高脂血症等，其实慢阻肺也是其中的一种。不过，很多人逐渐知道要控制好血压、血糖、血脂，以免病情进展、加重甚至引发各种并发症，对慢阻肺却不够重视。

我国慢阻肺的流行病学相关调查显示，慢阻肺患病率明显增加：40岁以上人群慢阻肺患病率十年间增长近70%，患病人数也从4300万增长到9990万，已经成为与高血压、糖尿病"等量齐观"的常见慢性疾病。慢阻肺的病人群体中，Ⅰ～Ⅱ期轻度的患者超过90%，绝大多数症状轻或无症状。可惜的是，在全球范围内，大家只关注极少数中重度慢阻肺患者的诊治，往往忽略了绝大多数轻度的患者。

慢阻肺"没的医"？其实可防可治

临床上，很多患者被确诊为慢阻肺、饱受反复发作的病痛折磨后，会很悲观，认为"没的医"。

事实上，慢阻肺是可防可治的。以前对于出现呼吸困难、气喘、胸闷等症状的慢阻肺患者，普遍观点都认为无法医治，其实主要是治疗得太晚了。因为发现、治疗得太晚，不少患者往往是气管已发生明

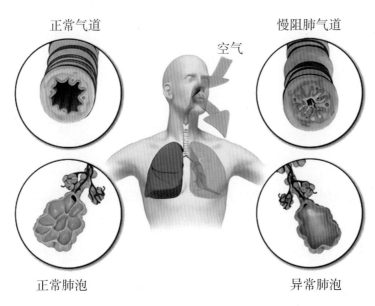

正常气道　　　　　　　　空气　　　　　　慢阻肺气道

正常肺泡　　　　　　　　　　　　　　　　异常肺泡

慢阻肺

显狭窄，肺功能也严重受损，疾病发展到中晚期才就医，大大增加了治疗的难度，病程可逆性也极小。

　　而从病因上看，吸烟是当前慢阻肺最主要的致病因素。研究表明，无论男女，随着吸烟的时长和数量增加，发生慢阻肺的风险也会增大。此外，长期暴露于生物燃料、严重大气污染者，也容易发生慢阻肺。所以，主动戒烟、避免生物燃料及避免长期空气污染是预防的关键。

　　任何存在呼吸困难、慢性咳嗽或咳痰并伴有（或有）长期危险因素暴露史的患者，都应该考虑慢阻肺的可能。其中年龄大于40岁、抽烟、有职业气体污染、长期生活在重度污染地区的人群，都应及做肺通气功能进行检测排查。

像高血压糖尿病一样早防早治，无症状慢阻肺可改善甚至逆转

慢阻肺患者的治疗重点应该放在早发现、早诊断、早治疗上，如同对待高血压、糖尿病等慢性疾病一样，这样才能有效提高慢阻肺患者的肺功能，改善生活质量，减缓肺功能下降的速率。

目前，国内外相关指南尚没推荐对早期没有症状的慢阻肺患者进行干预，只是针对出现症状的患者进行治疗，这还远远不够。慢性病的防治规律都是早防早诊早治，慢阻肺也不能例外。早期慢阻肺患者因为无症状或者症状较轻，往往被忽视，实际上他们的气管已经发生狭窄，很多人发现自己追几步公交就气促、上楼也变得吃力，才开始关注慢阻肺。事实上，肺功能损害速度很快，等到出现症状才去就诊，往往肺功能已下降到50%左右，确实发现得有些晚了。

能不能像高血压、糖尿病那样对慢阻肺进行早期处理？钟南山院士和冉丕鑫教授所带领的团队经过10年的研究，证明慢阻肺早期患者在没有发现咳嗽、咳痰、气促等症状时便采用一个简单的药物——噻托溴铵吸入，不仅能有效改善早期的肺功能、提高生活质量，降低慢阻肺急性加重的风险，而且耐受性良好，部分患者的病情甚至能逆转。他们将研究结果发表在《新英格兰杂志》上，首次向世界证明早期用药可以改变慢阻肺患者每年肺功能下降的自然进程，治疗时间越早，肺功能恢复的可逆性越大。

警惕：每年发作住院三四次，五年存活率仅两三成

平时不管它，等发作时才找医生用药，不少慢阻肺患者的这种做法很不可取。其实，慢阻肺发生后，只要坚持合理用药，肺功能可以

保持得非常好。相反，急性加重会增加死亡率，每年发作两三次，5年死亡率会明显增加；每年因为慢阻肺住院三四次，5年存活率只有20%～30%。

慢阻肺患者要学会觉察急性发作的迹象，包括：咳嗽、咳痰比日常增多超过两天以上；气促（包括活动后气促）加重两天以上；发烧。在急性加重期，应该吸入支气管舒张剂、使用抗生素，必要时口服或静脉注射皮质激素。

如何尽量避免慢阻肺发作呢？需要平时规律用药维持治疗。雾化药物起效更快、作用更强、安全性更高、副作用更小，因此更适合长期使用。抗胆碱能+抗肾上腺素能复合制剂对慢阻肺支气管舒张治疗效果好；最简便价廉的方法是β2受体激动剂＋抗胆碱能制剂。还可以吸入皮质激素+长效支气管舒张剂联合应用。

除此以外，临床研究显示，每天2次、每次1片茶碱可以减少慢阻肺患者发作频率。我国对含硫氢基的化合物（如羧甲司坦、N–乙酰半胱氨酸等）进行大样本的临床研究，已被证实可以有效地预防慢阻肺的急性发作，并且列入全球慢阻肺防治指南中。

褟国维：
防脱治脱，用"五样宝"简便有效

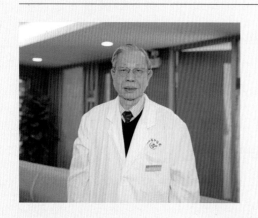

专家简介

　　褟国维，国医大师，全国著名皮肤病临床家，主任医师，广州中医药大学首席教授。现任世界中医药联合会皮肤科专业委员会名誉会长、广东省中医院皮肤病研究所所长。

　　如今，脱发已成各类人群常见的问题。小孩子多生蛇形斑秃，处理不好可终身受苦；成年人可突发斑秃（俗称"鬼剃头"），尤其是祖父辈、父辈有过的，后代风险更大；女性最常见的是产后脱发……越来越多二三十岁的青壮年，要面对不断掉落的"三千烦恼丝"。

　　正常情况下，每人每日脱落70～100根处于休止期的头发，属生理性脱发。每天脱落数目比正常量要多，持续2～3个月，并见毛发稀疏或斑片状脱发，就可能患了脱发病了。

　　脱发病，常见有斑秃、脂溢性脱发、休止期脱发、生长期脱发、内分泌性脱发、药物性脱发等分类，临床以斑秃及脂溢性脱发最为常见。

防脱治脱"五样宝"

临床上，经常遇到很多脱发患者会问，有没有日常方便操作的防脱治脱方法。下面就介绍一下可以单味使用的"五样宝"，无论生鲜还是干品（鲜的更佳），分别或合在一起煲汤，都是简便有效的。

1."一宝"：松针

松针及松皮中含有大量的原花青素，可抗氧化、清除自由基、抗高血压、舒张血管、抗血小板凝聚、促毛发生长及免疫调节等。国外研究发现原花青素B-2可促进毛发上皮细胞生长，可诱导休止期毛发再生，毛囊上皮细胞在含原花青素（B1-3）培养条件下呈圆形未分化幼年细胞特性，推测原花青素可能通过激活毛囊隆突部的干细胞，诱导休止期毛囊向生长期转化，从而促进毛发再生。

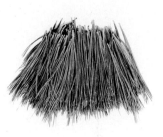

松针

2."二宝"：薄盖灵芝

薄盖灵芝可提高人体免疫力，并有解毒作用。其粗蛋白、粗脂肪、粗纤维、总糖、还原糖等含量约为普通灵芝、紫芝子实体含量的两倍。关键是薄盖灵芝口感较好，没有普通灵芝的明显苦味，患者更乐于接受。

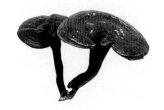

灵芝

3."三宝"：蒲公英

蒲公英在皮肤科中的应用主要有二：一是清热解毒、消肿散结，故能治疗各种痈疽疔疖、疮肿癣疥；二是乌须发。现代

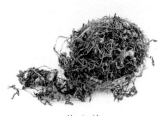

蒲公英

药理研究发现蒲公英含肌醇，能促进毛发生长，有生发之功。动物实验也显示喂蒲公英水20天的小白鼠比喂清水的多长出很多毛发。

4."四宝"：沙棘

沙棘富含维生素C、沙棘黄酮、维生素E、类胡萝卜素等成分，抗氧化作用非常强，可有效调节体液和细胞免疫力，是一味很有前景的治疗脱发中药。

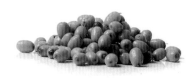
沙棘

5."五宝"：芫荽

治脱防脱需要抑制5α-还原酶活性和皮脂形成，国外的研究者发现，中药胡荽（即芫荽，俗称香菜）提取物具有抑制5α-还原酶活性的作用，是一种有效的生发药。

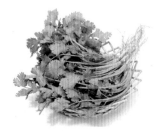
芫荽

此外，与芫荽类似，五味子果实、补骨脂种子、牡丹等植物的提取物中，也含有抑制5α—还原酶的成分。鼠尾草、小连翘、辣薄荷、母菊、麝香草和啤酒花等草药的乙醇提取物亦能有效地抑制5α-还原酶和皮脂形成。

从单味药提取有效成分研制拮抗5α-还原酶活性内服或外用制剂用于治疗脂溢性脱发，值得期待。

脱发莫烦恼，试试这两款生发汤

脱发患者往往会吃核桃、花生、芝麻、花旗参等以滋阴补肾来护发。但食疗最好经专科医生据脱发病因制定方案，尤其不可吃太甜、太肥腻、太燥热的食物。

下面介绍两款生发汤，可日常应用，作为防脱保健食疗。

1. 脂溢性脱发调理汤

药材：松针、桑叶、芫荽、薄盖灵芝、蒲公英各15g，猪肺200g。

功效：疏风清热除湿，补肝肾，消脂生发。

2. 斑秃生发汤

药材：松针、薄盖灵芝、生北芪、枸杞子、女贞子各15g，乌鸡肉200g。

功效：滋补肝肾、益气养血生发。

治脱发，要内外兼治

治疗脱发要内外兼治，中药内服加外治的综合疗法，发挥协同效应，明显优于单一疗法。常用的外治法有以下几个。

1. 中药外洗、外搽

外涂、外洗中药生发酊，即用酒精浸泡侧柏叶、骨碎补、补骨脂、花椒、川乌、人参、辣椒、红花、生姜、制首乌、熟地黄、黑芝麻、透骨草等中药，辛香走窜、滋补药并用，促进血气循环，更利毛根生长。

2. 穴位按摩

按血海、三阴交、足三里、风池、百会、印堂等穴至酸胀感，配合中药生发酊或生姜涂擦脱发部。每日1次，每次20分钟。本法可促进头皮血液循环，增加组织灌流量，从而活血化瘀生新。头皮血流丰富了，头发有望再生。

3. 头皮按摩

端坐，两腿分开与肩同宽，两手五指分开，用十个指头先由前额

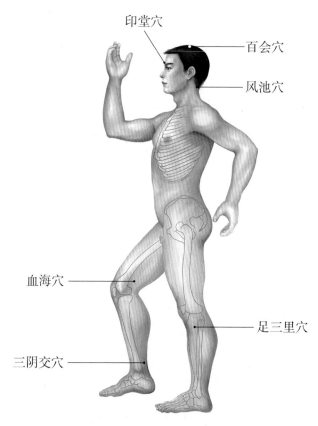

印堂穴

百会穴

风池穴

血海穴

足三里穴

三阴交穴

常用按摩穴位

向后脑稍加用力梳理数次，再从头顶正中往两侧鬓角向后脑部梳理，使头皮血液流通，再用手指指腹轻轻叩打头皮20～30次，一早一晚各做1次。

此外，配合针灸、足三里穴位注射、梅花针叩刺、TDP神灯照射等，效果更佳。

周岱翰:
养生有规范无定式，勿硬搬套贻己误人

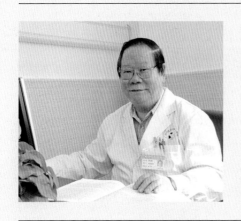

专家简介

　　周岱翰，国医大师，全国著名中医肿瘤学家和教育家，《中医肿瘤学》杂志主编，广东中医药研究促进会会长，广州中医药大学肿瘤研究所所长、首席教授、博士生导师。（本照片为李锦洪拍摄）

　　随着社会发展和科技进步，物质生活条件越来越好，很多人也越来越注重养生。各种渠道推荐的养生方法五花八门，让人应接不暇，有些人照着做非但没有效果，甚至还会身体不适。到底问题出在哪里？养生的关键是什么？该怎么看待备受推崇的食疗？日常生活中又有哪些常见的养生误区？

养生助延年益寿，也要重生活质量

　　很多人虽注重养生，但容易走入误区，对养生的目的没有正确认识是原因之一。

　　现在的养生保健书籍汗牛充栋，但有些书籍模式化的养生提法太

绝对，如果盲目生搬硬套，往往适得其反。比如，有些人一听说五谷粥养人，便几乎天天吃、顿顿吃，并讲究各种禁忌，这也不能吃、那也不能碰，过得像苦行僧一样，虽然自己也觉得寡淡无趣、很辛苦，但为了"长命百岁"，还是在苦苦坚持。

有些人因此过得并不开心，生活没有乐趣，这还怎么养生？其实，正如《黄帝内经》所述，人的生命要经历生、长、壮、老、已的过程，即出生、成长、壮盛、衰老和死亡5个阶段，这是自然规律。而得当的养生，确实有助于延缓"从壮到老""从老到已"的过渡。推迟老年病的到来、延长寿命是养生的长远目的，而尽量提高生活质量、活得舒服是近期目的，两者都不能偏废。

忽视"三因"制宜，生搬硬套小心伤身

养生书介绍的是一些健康的理念，至于具体的做法，应该是合适自己的才能拿来用，切莫生搬硬套。而要形成能提高自己生活质量和防病益寿的个性化养生方法，《黄帝内经》阐述的"三因"制宜——因人、因时、因地而异是基本的指导原则。

因人而异：每个人的性别、年龄、生理、心理等因素各有不同，当前的体格状况、体形胖瘦、有否慢性病等也自不同，养生不能忽视这些个体差异。

因时而异：一日之内有昼夜交替，一年四季及二十四节气有时序变化，所以养生应顺应天时，日出而作、日落而息，春夏养阳、秋冬养阴。

因地而异：地理环境可以影响人体，比如岭南地区高温时间长、四季不明显，春夏多雨、天热地湿，岭南人脾多虚弱、病多痰湿，夏天喝"凉茶"，冬天进药膳，养生应将这些地域特点考虑进去。

　　了解了"三因"制宜，就知道为什么养生方法不能生搬硬套，而应根据个体差异和所处时间、空间的变化去调整。有些人照着别人介绍的养生方法做非但没有效果，甚至还适得其反，问题就出在生搬硬套，忽视了三因制宜。

　　比如，端午节前后雨水增多，气温升高，湿邪、暑邪更盛，饮食上宜祛暑利水，绿豆粥、冬瓜汤就有这种功效，有些人天天喝没事，但对于一向脾胃虚寒、容易腹泻的人来说，这类性味寒凉的汤水喝多了却更伤脾胃。又如，夏天暑湿重时，岭南人会在街边凉茶铺买一杯清热消暑的凉茶喝，这种独特凉茶文化的形成跟岭南地区湿热的气候特点是分不开的，也并不是放之四海而皆准。

食疗能代替药物治病？千万莫痴信！

　　"民以食为天"，虽然养生的内涵很丰富，但食养（或称食疗）几乎是最受关注的养生手段了。

　　中医药学的学术特色是整体观念和辨证论治，食疗亦不离其宗，强调要因人、因病辨证施膳。中医临床食养学不单着眼于食物的营养，还着眼于食物的性味，认为药物具有寒、热、温、凉四气，辛、甘、酸、苦、咸五味，食物也不例外。因此，必须根据体质的寒热虚实进行辨证施食，不要道听途说，人家说吃什么有用，未分寒热虚实、不加辨证就跟着吃，小心养生不成反伤身。

　　另外，不少人对中医食疗存在错误的认识，以为它能替代药物治疗，有些人甚至病了不求医、不服药，深信"食疗能治病"，果真如此吗？

　　唐代孙思邈说："安身之本，必资于食；救疾之速，必凭于药。"

他进一步解释说，合理的饮食是"安身之本"，就像《黄帝内经》阐明的"五谷为养，五果为助，五畜为益，五菜为充，气味合而服之，以补益精气"，也就是说，日常应以五谷杂粮为主食，配合五畜肉类的补益、水果蔬菜的辅助以充盈各种营养成分，才可能有健壮的体魄。虽然中医倡导"杂合而治"（综合治疗），食物疗法可以辅助、弥补药物或其他疗法的不足，但代替不了药物所起的作用。近年来，国外报道有人因为滥用所谓的"保健"或"防癌"食物而出现了"健康食物痴迷综合征"，错过了最佳的治疗时机，这种现象应引起警惕。

太多不切实欲望易伤身

"孙思邈《千金要方》谓'人命至重，有贵千金'。中医寿命学对鲜活生命的认识'重神轻器'，人的生命是看不见、不可数、形而上者的精气神和看得见、可数量、形而下者的脏腑形骸在时间和空间的表现。功能、感觉是'形而上者'、不可数的，而内脏的结构是'形而下者'，可以用现代医疗手段检查清楚。精充、气足、神旺是人体健康的标志，而养生的最高境界是对这种看不到的功能状态的调养，也就是古人崇尚的'神调'。"周教授说，《黄帝内经》谓"心主神明"，养生更应重视"养心""养神"。而提到"养心"，其要诀就是"静"，即静养，然而现代社会物质的大量丰富又撩起人们更多的欲望，离古人提倡的"清心寡欲""无心得大还"的理念越来越远。静养并非无所作为，而是止息一切杂念、轻松自然的状态，真正的心态平和，有事业心，自强不息，感恩父母和祖国，这就是养心、调神的最高境界。对于多数生活早已超温饱和小康，但工作压力相对较大的都市人来说，适当地卸下精神包袱，养精蓄锐，少做些无谓虚耗精力和心神的事，可能比吃什么大补的药食都更重要。

常见养生误区

1. 误区一："不该吃的东西"再喜欢也只能忍了

什么是"不该吃的东西"？患者认为需要忌口的食物，有些是道听途说吃了会影响病情、会"伤身"的食物，是真的不能吃还是不能多吃，很多人都搞不明白。所以，每次出诊，都有患者会问：我很想吃某样食物，不知道能不能吃，或者什么时候才能吃。我常会笑答："那东西又不是毒药，吃一点又何妨？"

其实，除了某些易导致过敏食物不能吃，或像痛风之类对高嘌呤的食物要慎吃少吃之外，日常饮食在讲究均衡的原则上，还应尊重不同的人有不同的口味。比如有的人偏爱咸，太淡了他一点也不想吃。如果他患了高血压，确实应该少吃咸，但太淡了他可能什么都吃不下去，没了胃口，营养跟不上，身体还更差，还不如就让他吃咸点，只要总量控制、吃少点，问题也不大。

2. 误区二：吃素"辟谷"刻意减肥防病

现在生活条件好了，一日三餐营养很足，有些人管不住嘴吃多了导致肥胖，确实容易增加"三高"等疾病风险。有些上了年纪稍微有点发福的老人家因此一味节制饮食，刻意吃素、禁食甚至以不恰当的"辟谷"来控制体重，结果导致营养不良、免疫力低下。

实际上，肥胖虽然的确可引起多种疾病，但有人天生就体形偏胖，只要是在可控范围内，就不必刻意减肥，刻意"清淡"度日盲目求瘦，以致营养跟不上、身体抵抗力下降、体质变差，甚至损害到脏器功能，就更得不偿失了。

侯凡凡：
慢性肾病最爱三种人，
吃太咸喝水少常憋尿

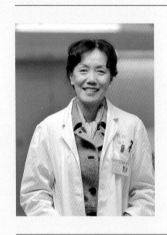

专家简介

　　侯凡凡，中国科学院院士、发展中国家科学院院士。现任国家肾脏病临床医学研究中心主任、国家器官衰竭防治重点实验室主任，南方医科大学内科学教授，南方医院肾内科主任，国际肾脏病学会（ISN）理事兼东亚和北亚地区主席，全球改善肾脏预后委员会（KDIGO）执行委员会委员。

　　肾脏就像人体的污水处理工厂，它执行解毒的功能，清除体内有毒的物质和代谢所产生的废物。人们吃进去的饮食，特别是动物的蛋白质，会产生一些代谢废物，这些代谢废物如果不能够及时清除会堆积起来对人体产生危害，久之会引发尿毒症等肾脏病。

　　肾脏病发病率是10%～13%，儿童、青壮年、老年人都可以发病，由于发病隐秘，只有到肾功能破坏超过75%才会出现贫血、恶心、乏力等症状。所以，在1亿的患者中仅有12.5%的人知道自己患上慢性肾脏病，错失最佳治疗机会。

关注肾脏病，就要关注身体发出的这些早期信号

（1）泡沫尿增多，这些泡沫是尿中的蛋白质产生的，如果检测尿蛋白呈阳性就是肾脏病出现的征兆。

（2）尿色发红或尿液检查红细胞增多。

（3）夜尿次数增多也是肾脏病到来的信号，如果一夜之间排尿超过3次就要引起注意。

（4）眼睑和下肢经常浮肿，这可能是肾炎的早期表现。

（5）血压增高，高压超过140mmHg，低压超过90mmHg。

另外，尿频、尿急、尿痛等都是慢性肾脏病的早期信号。

如果发现以上症状可以通过尿常规、尿蛋白（或白蛋白）定量、血肌酐和肾超声检查进行排查。肾脏病高危群体一定要定期体检。

长期服用抗生素也易致肾脏病

慢性肾脏病有6大类高危人群：糖尿病患者，尤其是患病时间长、血糖长期控制不佳者；高血压病患者，尤其是血压长期控制不佳的患者；代谢性疾病如肥胖、高血脂、高尿酸等患者；有肾脏病家族史者，如直系亲属中患多囊肾者；65岁以上的老年人；长期服用肾毒性药物的人群。

部分止痛药和抗生素都属于肾毒性药物，有一些止痛药长期服用会对肾脏造成损伤，现在有人一感冒就服用抗生素，都不知有些抗生素是有肾脏毒性的，长期服用也容易导致肾脏病。

除了高危人群，不良生活习惯也会导致慢性肾脏病。比如吃得太咸、口味太重，每天喝水太少，喝大量啤酒，经常憋尿都会促进肾脏

病的发展。

四招避开慢性肾病

得了慢性肾脏病是否一定会进展成尿毒症？不一定！20%～40%的慢性肾炎在10～20年发展为尿毒症，糖尿病和高血压发展至尿毒症需要5～10年。只要早发现早治疗，搬走压在慢性肾脏病患者头上的两座大山——高血压和蛋白尿，再结合合理的低蛋白、低嘌呤、低盐饮食，肾脏病是可以控制甚至部分逆转的。

记住以下四招，可减少慢性肾脏病的风险：

第一招，定期检查尿液、检查血压和肾功能，关爱肾脏。

第二招，不要乱用药物。

第三招，避免不良生活习惯，包括烟酒过度、过度肥胖等。

第四招，出现症状及早到正规医院进行检查和治疗。

肾病防治Q&A

问：我是多囊肾患者，家中多人已经因此病去世。我目前肌酐、尿素氮等均正常，没有尿蛋白。请问，如何延缓尿毒症的到来？

答：多囊肾没有特效的针对性治疗。患者可以接受肾脏保护治疗，比如戒高蛋白饮食，适当用肾脏保护药物，每年查肾功能、尿蛋白，发现有前期改变可以进行对症处理。多囊肾是一种遗传性疾病，遗传概率是1/4，从优生优育的角度来看，患者要避免下一代遗传，可以通过产前诊断来判别胎儿是否带有致病基因。

问：肾病不能吃黄豆，那绿豆、红豆、豌豆能吃吗？另外，为何肾病患者不适合吃低钠盐？

答：豆类食品含有较高的植物蛋白，都要限制。慢性肾病患者优先选用动物蛋白，生物利用度更高，在满足身体需要的同时较少引发含氮物质的潴留，对肌酐、尿素影响较小。

低钠盐中钠含量低，但是钾的含量较高，肾病患者要小心选用，尤其是血钾较高的人。如果只是水肿厉害，血钾正常，可以选用。

问：我今年68岁，没有高血压、糖尿病，连续5年体检肌酐都是121μmol/L，在临界点附近，是否要吃药治疗？

答：通常肌酐到了临界点，尽管可能有误差存在，但一般提示肾功能减退。如果肌酐含量长期都在120μmol/L以上，很可能患有肾病，建议做一个详细的肾功能检查，通过核素检查可以精确算出肾功能滤过能力，结合年龄计算，就知道是否正常。

问：我今年70岁，肾功能是正常的，但尿潜血阳性已经十来二十年了，请问是什么原因？

答：尿隐血阳性只是尿颜色有变化，不等于有血尿，一些药物甚至试纸原因都可能造成隐血。要确定有无血尿，应该做一个尿红细胞计数，显微镜下看有无超标、超标的是什么类型。光看隐血不能诊断肾炎。

问：我今年65岁，患有高血压，最近腰痛、小便刺痛，应该做什么检查？

答：这个症状发生在老年男性身上，可能提示有尿路感染的情况。尿路感染有可能是膀胱炎、肾盂肾炎，这种情况要明确腰痛是否感染造成，做个尿液化验和超声检查，看看前列腺、肾脏有无问题。如果是尿路感染，还要做一个尿道培养，根据结果治疗。

问：肾脏病在什么情况下需要做肾活检检查？

答：慢性肾脏病是一个总称，包含许多类型。每一种肾炎的治疗方案、治疗效果、预后都不一样。肾活检可以诊断得的是哪一种病和严重程度。另外，几乎所有肾脏病都出现蛋白尿，可能还有肾功能问题，不做活检无法判断患者病情是否严重、会不会发展。肾活检是现代肾脏病常用的诊断方法，非常重要。

问：我在2012年切除了左肾，右肾本来正常，现在肾功能指标又到了临界点，应该怎么办？

答：这是一个必然情况，不是异常情况。原来两个肾的功能由一个肾承担，会出现代偿，切除后会有肌酐上升的情况，过一段时间可能会改善。

问：我的血压、血糖、血脂都正常，肌酐是170μmol/L，为何还会得肾衰竭？

答：肾脏损害有三大原因。第一是肾炎；第二是全身疾病，如高血压、高血糖等；第三则是遗传。没有高血压、高血糖，那是否有肾炎、遗传方面的原因？提醒这位朋友，必须及早做检查，肌酐170μmol/L意味着肾功能已经发生变化，已经不是早期病变了。

第二章

呵护心脏健康，从养心开始

王景峰：
治疗心脏性猝死，目前有四种解决方案

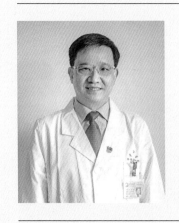

专家简介

　　王景峰，教授，中山大学孙逸仙纪念医院党委书记、心血管内科主任，中华医学会心电生理和起搏分会副主任委员。

　　在我国，每年心脏性猝死高达50多万人，每天因心脏性猝死而去世的人数相当于一天掉下4架大型客机。调查显示，心血管疾病高居我国居民死亡病因第一位，近年来，职场中年人、家中"顶梁柱"屡屡发生心脏性猝死，幸存率仅有1%，总是令人扼腕。

有些胸痛"病根"不在心

　　心脏性猝死的频频发生令不少人闻胸痛而色变，实际上，有些胸痛的"病根"并不在心，因为胸痛主要是由胸部疾病所致，少数由其他疾病引起。除了心血管疾病，呼吸系统疾病、皮肤肌肉神经疾病甚至骨骼关节疾病等也能令人感到"心痛"。而有多痛，则与个体敏感

程度有关，与疾病轻重程度不完全一致。

比如一名50多岁的男患者，看门诊时反映胸口、腋下"痛得像有竹片在狠刮"，患者担心患上冠心病。经详细检查后证实，患者胸口局部虽有明显的压痛，但诊断却是非致命的"肋间神经痛"。

老人夜间胸痛应马上就诊

当然，胸痛发生时，谨慎应对、尽早就医仍是上策。尤其是老人家，夜间如出现胸痛，千万别忍到天亮才就诊。这是因为如果胸痛是因为急性心肌梗死，发病后患者常常在发病1小时之内就突然死亡了。

近年来，我国急性心肌梗死的发病率逐年增加，且有年轻化趋势。在常见的引发胸痛的急症中，急性心肌梗死发生数小时内如不采取再灌注治疗，死亡率为1.6%，发生6小时死亡率为6%，更为凶险的主动脉夹层，发病后48小时内每小时死亡率增加1%。

胸痛越早明确诊断，越快启动治疗，越有助于降低死亡风险，"时间就是心肌，时间就是生命"。

而诊治胸痛的主要意义在于，判断是否由急性、潜在致命的疾病所引起，例如急性心肌梗死、主动脉夹层、急性肺栓塞及自发性气胸。尤其是冠心病、主动脉夹层和肺栓塞三种"致命胸痛"，在医院胸痛中心收到的患者中占大多数。

任何时刻，只要患者胸痛超过半小时，特别是本身有冠心病、高血压病等基础疾病，吃硝酸甘油不能缓解，应马上拨打"120"急救电话求助。

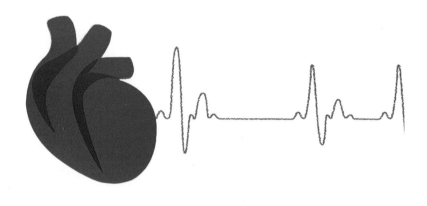

心

治疗心脏性猝死有四种解决方案

曾经发生过心脏性猝死的患者再次发病率高达75%。而曾患有心力衰竭、冠心病、心肌病，出现心肌缺血的期前收缩或者心功能不全的人，都是心脏性猝死的潜在受害者。而防治心脏性猝死，目前有四种解决方案，即治疗基础疾病、服用药物、介入治疗和外科手术治疗。

冠心病患者是心脏性猝死最主要的人群，因此有冠心病的人别存侥幸心理，要认真进行检查，由医生评估发生心脏性猝死的概率。

对先天性心脏病、慢性风湿性瓣膜病应尽早行介入或手术治疗，冠心病患者可采取心脏支架或者搭桥手术，缓慢心律失常者植入转复除颤器，快速性心律失常者可接受射频消融术。

此外，药物对心脏性猝死有一定的预防作用，约60%的患者靠药物预防心脏性猝死减少死亡率，但它不能从根本上解决问题。

目前，对恶性心律失常患者植入转复除颤器（ICD治疗）是预防心脏性猝死最有效的方式。在患者半麻醉下，在其胸部切口，将最重不过70g的除颤器放在左上胸的皮下。手术能在1小时内完成，术后患者可以下床活动，7天后拆线出院。除颤器在人体内24小时"监管"心脏，一旦出现心律失常就会启动治疗。

一台除颤器价格为10万～20万元，可以使用5～7年。许多患者尤其是老年人觉得价格贵，不愿意安装。其实，随着医保政策的完善，如今安装除颤器可报销60%～70%的费用，个人负担大为减轻。

谭宁：
冠心病前奏始于20岁

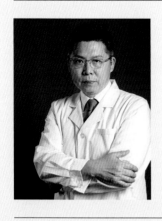

专家简介

　　谭宁，教授，主任医师，广东省人民医院心内科副主任。

　　每年冬天即11月至来年3月，都是心脑血管疾病高发期。相对于冬天严寒但气温相对稳定的北方，南方时暖时寒，气温波动较大，对血管考验更大，而年底亲友团聚多，生活节奏被打乱，加上心情激动，容易导致心血管病发作。

冠心病前奏始于20岁

　　不少"护心"讲座的听众往往是银发老人。实际上，冠心病并不是老年人的专利。

　　动脉粥样硬化的前奏开始于人20岁的时候，到30岁时血管有一些脂肪条纹的改变，到50岁时出现了动脉粥样硬化，到70岁时粥样硬化的地方不断增大，可能造成心肌梗死等。

当冠状动脉狭窄达到或超过50%时可出现临床症状。一般当病变相对稳定的时候，患者上楼、爬山才会出现明显症状。

冠心病的常见症状是心绞痛。而心绞痛有一定的诱因，比如说运动后、天气寒冷等，一般持续几分钟到10分钟，然后缓解。如果胸口痛只有几秒，那不是心绞痛。

随着人体衰老，动脉硬化进展不会停止，因此，冠心病不能根治，一旦发病，必须终生预防，终生吃药。

哪些人容易得冠心病

从患者情况来看，冠心病发病有几大特点：

一是有年龄差别。动脉粥样硬化多发于40岁以上的中老年人，致死性心肌梗死患者中约80%是65岁以上老人。

二是有性别差别。男性的冠心病患病率和死亡率都比女性高一倍，男性发病高峰在50岁左右，女性发病多在绝经期后，较男性迟约10年。

三是运动习惯因素。久坐不运动的白领患冠心病风险比体力劳动者高一倍，而得了冠心病，中度体力劳动者比缺少体力劳动者的死亡率少27%。

四是个人性格因素。性格表现为强势、暴躁、功利心或者说事业心比较强的人，患心绞痛或心肌梗死的危险性是性格温和者的2倍。

因为冠心病发病的最主要危险因素包括高血压病、高胆固醇血症、吸烟、肥胖和糖尿病，因此人们要爱护心脏，首先要做到戒烟、减肥、控制好血压、降低血糖，多运动、少吃不良食品。

冠心病要做哪些检测检查

1. 冠心病自我检测

生活中，出现如下情况的人，就应该警惕是否患了冠心病。

（1）劳累或紧张时出现胸骨后或心前区闷痛或压榨样疼痛，并放射至左肩、背部，持续3～5分钟，休息后可自行缓解。可伴有胸闷、心悸、气短等症状。

（2）出现与运动有关的头痛、牙痛、腿痛。

（3）饱餐、寒冷或参加惊险活动时出现胸闷、心悸者。

（4）睡眠中突然出现胸闷、心悸、憋气、呼吸困难，需要立即坐起方能缓解者。

（5）反复出现心律不齐、突发性的心动过速或心动过缓者，经常性咳嗽痰中带血者。

（6）老年人长期感到胃疼，吃胃药反复治疗疼痛不能缓解。

2. 确诊要做哪些检查

确诊冠心病，常做的检查有心电图（平板运动试验）、超声心动图（激发试验）、同位素心肌显像（运动）、快速CT（钙化、CTA）、磁共振（MRIA）、PET、冠状动脉造影（诊断金标准）。

一旦出现胸痛胸闷，且以左侧为主，应该原地休息，含服硝酸甘油等药物，尽快就医。特别强调的是，疼痛持续半小时不缓解，考虑患心肌梗死的可能，一定要立即到医院就诊！

十种食物可"护心"

要"养心"，第一要改变饮食习惯，饮食注意低盐、低热量、低脂肪，多食蔬菜水果。

心血管病医生推荐十大"护心"食物：蘑菇、燕麦、海鱼、洋葱、黄豆、橄榄油（茶油）、葡萄酒、番茄、山楂和胡萝卜。

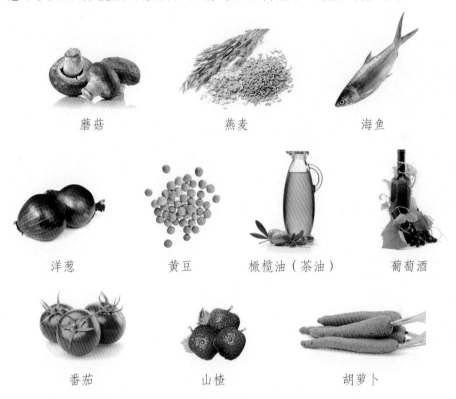

蘑菇　　　　　　　燕麦　　　　　　　海鱼

洋葱　　　　黄豆　　　橄榄油（茶油）　　葡萄酒

番茄　　　　　　山楂　　　　　　胡萝卜

第二，不抽烟，少喝酒，迫不得已喝酒也不超过300mL葡萄酒。

第三，不要给自己太大的心理压力。

第四，每天一动。要预防心血管病，医生认为最佳的活动是走路。每天走一万步，可以用记步器来计算你走路的数量，在办公室走来走去也算是走路。

第五，积极治疗。控制好高血压、糖尿病、高血脂。控制好血压，冠心病发病率会下降28%；控制好胆固醇，会降低27%；吃阿司匹林，可以降低15%；戒烟可以减少33%。

张敏州：
冠心病发作高危因素3/4可控

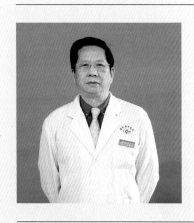

专家简介

　　张敏州，教授、主任医师、博士生导师，国务院特殊津贴专家，广东省中医院胸痛中心医疗总监、重症医学科学术带头人，广州市心肌梗死中医药防治重点实验室负责人。

　　心有多大，你知道吗？心脏大小一般如本人拳头，虽不大，却是头部、四肢、脏器等全身机体的强而有力的泵，保障着全身顺畅的血气循环。而冠状动脉，则是进出心脏这个泵站的管道，由右冠状动脉、左冠状动脉回旋支、左冠状动脉前降支组成，一旦它有问题，冠心病就来了，将导致心肌缺血、缺氧、坏死。

心肌梗死夺命，95%以上是冠脉硬化导致

　　在我国，急性心肌梗死已是心血管病夺命的"头号杀手"，患病率为（45～55）/10万，急性期死亡率达到30%以上。临床发现95%以上的心肌梗死是由冠状动脉粥样硬化导致。

冠状动脉是为心肌供血的通道，当动脉硬化、血管内斑块形成并破裂，新鲜血栓迅速形成，突然堵塞冠脉，导致血流中断而引起心肌缺血、坏死。患者前一分钟还好好的，突然捂着胸口，脸青说不出话，很快就倒地猝死，这是人们熟知的心脏病发情形。事实上，心肌梗死是临床急危重病，接近一半的患者在1小时之内于院外救治不及而死亡。

发病高危因素，八中有六可排可控

冠心病源自动脉粥样硬化，这是一个血管疾病的全身性、进展性过程。高血压、糖尿病、高血脂、缺乏运动、吸烟酗酒、肥胖、高龄、家族史等都是心血管病的高度危险因素，除了高龄与家族史这二者外，其余六项是可以控制的。肥胖、高胆固醇血症（或低密度脂蛋白增多）、高血压和吸烟者，尤其需要注意。

性别与年龄，也影响着心肌梗死的发病比例：男性患者多于女性，男女比例为2∶1~3∶1；绝大多数急性心肌梗死发生于40岁以上的中年和老年人，个别患者不到30岁，发病率随年龄增加而明显增高。

除了危险因素外，心肌梗死的诱发因素也不少，当中1/2~2/3的病例有诱因可寻，其中以过度劳累、情绪激动或精神紧张最为多见，其次是饱餐及上呼吸道或其他感染，少数为手术大出血或其他原因的低血压、休克与蛛网膜下腔出血等。寒冷也被列为诱发因素，北方寒冷地区的急性心肌梗死发病率高。

自诊心肌梗死，胸痛是典型症状

心肌梗死的典型症状就是胸痛，突发胸前区闷痛不适，有压榨感、濒死感，疼痛向左肩部放射，持续时间超过半小时，伴有冷汗出，含服硝酸甘油、复方丹参滴丸、速效救心丸等药物难以缓解。

在胸痛之前，还会有前驱症状——多数患者在发病前1周出现胸闷、气短，心前区隐痛、紧缩或压迫感等表现，或心绞痛发作程度较日常更重。

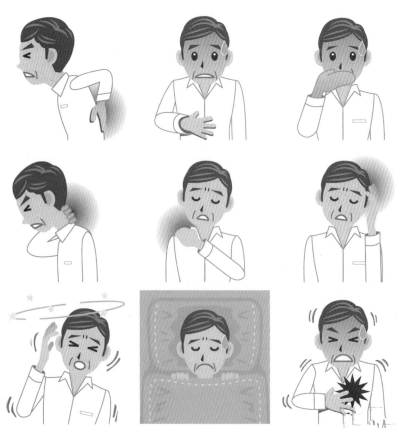

心肌梗死表现

出现上述胸痛，一定要马上到医院，找到病因或者排除其他致死性疾病。医生会根据你的胸闷、胸痛、气促等典型症状，查找冠心病危险因素，通过心电图、24小时动态心电图或运动负荷心电图、心脏螺旋CT或心脏彩超等检查，甚至给予冠脉造影，确诊病因是否为冠心病。

出现五种症状，高度怀疑心肌梗死

是不是所有发生急性心肌梗死的患者，都首先出现胸痛症状？并非如此！特别是感觉神经功能减退的老年人，当出现以下五大症状之一或多个时，应高度怀疑心肌梗死，应尽快到医院就诊排除心肌梗死；原有心绞痛症状的患者，一旦出现症状明显加重且持续时间较长不易缓解，也应尽快就诊。

（1）疼痛：多为胸前区压榨样痛或紧缩感，也可表现为颈部紧缩感、牙痛、上腹痛等不典型疼痛，甚至可以放射至左肩痛和手指痛。可发生于任何时段，甚至于安静或者睡眠时亦可出现。疼痛程度往往较重、疼痛范围广、持续时间长（多持续半小时以上），部分患者可有濒死感。休息或含用硝酸甘油多不缓解，患者疼痛时往往伴有出冷汗症状，有时候通过出冷汗症状可以高度怀疑急性心肌梗死。

（2）心慌心悸：由于突然发生心律失常，患者可表现为心悸、头晕，严重者甚至意识丧失等，此时如有条件行心电图检查，往往可以捕捉到室性心律失常或严重过缓性心律失常的发生，如果出现恶性室性心律失常，往往是心脏性猝死的主要原因。

（3）低血压或休克：多表现为头晕、乏力，多发生于起病数小时到1周内，严重休克可于数小时内致死。

（4）心力衰竭：主要表现为呼吸困难、咳嗽、发绀、烦躁，甚至不能平卧等，急性者甚至出现急性左心衰竭，表现为突然出现呼吸困难、烦躁不安、口唇发绀、大汗淋漓、心率加快、咯粉红色泡沫痰等。

（5）消化道症状：部分患者在发病早期，可伴有恶心、呕吐、上腹胀痛等不适，胃肠胀气亦不少见，少数老年人胸痛不明显，而以消化道症状为首发临床表现。

突发心肌梗死，怎么救治

1. 自救卧床，舌下含服"救心药"

当高度怀疑心肌梗死发生时，应该立即卧床，保持情绪平稳，静息为主，然后由家人及时拨打120，如果有硝酸甘油制剂、速效救心丸、复方丹参滴丸等药物立即舌下含服，如果有阿司匹林，可以服用300mg（3粒），并及时去医院就诊，进行必要的检查和及时治疗。

用于缓解心绞痛的硝酸甘油和速效救心丸，被简称"救心药"。专家为服"救心药"患者便于记忆和掌握，编了24字诀：药物要"新"，防止"上瘾"，先嚼后含，讲究姿势，事不过三，药不离身。

也就是说，"救心药"不可变质，避光保存于有效期内；为防"上瘾"，可两种急救药交替使用；心绞痛发作时先嚼后再压在舌下含服，"救心"效果更好；含服药物应坐着，站着服可能晕厥，而卧服可能令血液大量回流心脏而加重负担；服药数分钟一般可缓解心绞痛，不见效就隔5～10分钟后再服一次。如此重复2～3次，若仍然无效应即时去医院；"救心药"应随身携带并固定、易取，晚上也应放于枕侧。

2. 开通血管，首选介入治疗

开通血管是抢救心肌梗死患者的首选方法，包括药物溶栓、导管介入、心脏搭桥等治疗。溶栓最好的时间窗是心肌梗死急性发作3小时之内，在没有介入条件的基层医院使用，但有效性只约为70%，且部分人还会发生血管再闭塞。因此，专家强调，6小时之内，最好是介入治疗；如超过6小时，24小时内没有禁忌证，还是要介入治疗。一旦心肌梗死发生在左主干病变，并三支血管严重狭窄，就需要采取搭桥手术治疗。

特别提醒的是，手术治疗不是一劳永逸的，因为心脏病发病是渐进式的，危险因素会加重再狭窄。"好消息是，随着药物支架的使用，再狭窄发生率已经从原来的20%～30%，降到现在的5%左右。"张敏州说。

3. 保护血管，合理使用中成药

心血管出了问题，从保护心脏出发，务必要遵从医嘱，无论西药还是中成药，坚持服药非常重要。合理的药物治疗，一般包括阿司匹林、氯吡格雷、调脂药物、降血压药物、降血糖药、中医中药等。

冠心病预防：记住一个神奇的"电话号码"

预防心肌梗死，最有效的办法就是采取针对性措施，逐一排除心肌梗死发生的危险因素。比如，在医生的指导下安全有效地控制血压<140/90mmHg，如果糖尿病或慢性肾病患者要<130/80mmHg；空腹血糖要控制在<6mmol/L；按"体重指数=体重（kg）/身高（m）的平

方"，控制体重指数低于24kg/m；戒烟、少喝酒；按运动后心率+年龄=170次/分的公式，适度运动，每周3～5次，每次30分钟等。

　　而不管你是否冠心病患者，年龄多大，都请记住一个神奇的"电话号码"：140-6-543-0-268。照着做，能助你保护心脑血管。

　　"140"是血压达标值。要保护心脏和脑血管，必须把收缩压降到140mmHg以下。

　　"6"是血糖达标值。含义是：空腹血糖降到6mmol／L以下，糖化血红蛋白6%以下。

　　"543"是血胆固醇达标值。含义是：仅有高血压或仅吸烟者总胆固醇水平在5mmol／L以下，有冠心病或糖尿病的患者胆固醇水平要控制在4mmol／L以下，有冠心病和糖尿病的患者胆固醇水平在3mmol／L以下。

　　"0"指的是不吸烟。

　　"268"指的是腰围。所谓"人与腰带同寿"，就是说要长寿得时刻关注自己的腰围。中国女性应把腰围控制2.6尺（约86.7cm）以下，男性则应控制在2.8尺（约93.3cm）以下。

吴焕林：
中医养护心脏有五大办法

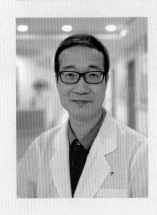

专家简介

　　吴焕林，教授，主任医师，博士生导师，世界中医药联合会癌证学专业委员会会长，北京中医药大学东直门医院副院长。

　　冠状动脉血管病变的元凶——动脉硬化、斑块形成、高血压、高血脂、糖尿病等问题，从中医辨证来看，对应的是痰湿血浊型的高脂血症患者，阴虚阳亢型的高血压患者，气虚痰瘀互结型体质的患者，体形肥胖、脾胃虚弱的患者，天生禀赋不足的患者（家族史）。

　　因此，养心护心，应遵循健脾疏肝降血脂、滋肾平肝降血压、调脾护心抗心肌缺血、调心宁神去早搏、术后勿忘补元气五法。

降血脂，神曲可妙用

　　熬夜纵欲耗伤肾精，暴饮暴食或嗜食肥甘烟酒可耗伤脾胃，大怒大悲会损肝伤心，四体不勤久卧久坐不利消脂，这些不良起居饮

食方式都需要摒弃。在健脾、疏肝、降
血脂方面，妙用神曲可健脾胃、化痰
湿，市面上有些降脂药物就是用神曲提
取的。

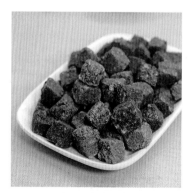

神曲

妙用1：神曲粥。神曲15克，大米
100克，将神曲研为细末，放入锅中，加
清水适量，浸泡5～10分钟后，水煎取
汁，加大米煮为稀粥。每日1剂，连服7日。

妙用2：二芽神曲粥。炒谷芽、炒麦芽、神曲各10克，大米50
克，白糖适量。将诸药洗净，水煎取汁，加大米煮粥，待熟时调入白
糖，再煮一二沸即成。每日1剂，连服7日。

妙用3：疏肝健脾降脂汤。神曲、山楂、荷叶、布渣叶、薏米、
茯苓各5～10克，陈皮1克，配适当去皮去肥脂的鸡、鸭、猪肉等，煲
药膳服食，可健脾利湿降血脂。

此外，局部运动或有氧运动可消脂，推荐揉腹健脾消脂法：可
取仰卧位或坐位，先做数次深呼吸，以放松肌肉，排除杂念，然后将
右手掌贴于脐部，左手掌放在右手背上，以脐部为中心，稍稍用力，
做顺时针按揉，按摩的范围由小到大，再由大到小，连续按摩50次；
再更换左右手位置，逆时针按揉50次，如此反复3～5次。因为腹部集
中了大量经络、穴位，是消化的场所。坚持揉腹能通和上下，分理阴
阳，去旧纳新，健运脾胃。

步行、快步走、慢跑、骑自行车、游泳等有氧运动"补而不耗元
气"，可采取低强度、有节奏而持续的运动达到消脂目标。如何计算
需要的运动量呢？可参考下列公式，运动后心率+年龄=170次/分钟心
率左右为宜。比如一个60岁的人，运动后的心率最好在110次/分钟左

右，每周3~5次，每次30分钟左右。

降血压，沐足或冷热交浴

对于突然急剧的血压升高，建议可采用按压或针刺双侧太冲穴的方法，短时间内收到较好的降压效果。找到太冲穴的正确位置，第一和第二足趾之间，用大拇指按压或掐，以有疼痛感为宜，每次3~5分钟，每天2~3次。

平时，则可沐足滋肾平肝降血压。降压沐足方由怀牛膝30g、川芎30g、天麻20g、钩藤（后下）20g、夏枯草30g、吴茱萸10g、肉桂10g组成，加水2000mL煎煮，水沸后再煮20分钟，取汁温热（夏季38~41℃，冬季41~43℃），倒进恒温浴足盆内沐足30分钟，每日2次，沐足后卧床休息。7~10天为1个疗程。

推介一种国医大师邓铁涛给血管"做体操"的冷热水交替沐浴方法，冷热交替刺激，使血管舒缩运动加强。这种"血管体操"，可加速血液循环，增加血管弹性，改善心脑血管功能。

方法是先用温热水冲洗身体，再用稍凉的水冲洗，特别是对着颈部两侧血管冲。特别提醒，冷、热水温，前者以人体感觉微凉为度，一般25℃左右为宜；后者以人体感觉温热舒适为度，一般38~43℃为宜，体质较弱的人不适合此方法。

还可以把血压"吃"下去。比如，多食芹菜，作用于肝阳上亢型高血压；黑芝麻、黑豆、桑葚等滋肾养心，则作用于肾虚型高血压。

介绍两种菊花代茶饮。

一是菊花乌龙茶。杭菊花10g，乌龙茶叶3g，用沸水冲泡，代茶饮，清肝明目，对肝阳上亢之眩晕有效。

二是菊楂决明饮。菊花10g，生山楂15g，草决明15g，冰糖适量，三药同煎，去渣取汁，调入冰糖，代茶饮，清肝疏风，活血化瘀，对阴虚阳亢之眩晕兼大便秘结有效。

补心血，健脾降血糖

调脾护心，才可抵抗心肌缺血。推荐一个健心方，用吉林参10g、田七5～10g、陈皮1g，加少量精瘦肉，炖汤服，每周3次。可益气活血、化痰，比较适用于岭南地区多见的气虚痰瘀证型的人群服用。对于证偏阴虚证的人群，人参可用西洋参来代替，加石斛10g，去陈皮。

还有两个健脾药膳方。方一：黄芪、白术、茯苓、党参各10～15g加适量的去皮鸡肉，精瘦肉煲汤，可健脾益气养心。方二：猪胰岛1条、淮山30g，一起煲汤服食，每周1次，可健脾降血糖。

在感受到胸痹心痛、心悸时，推荐按压"胸痛穴"来止痛。此法取自平衡针的穴位原理，胸痛穴定位于前臂背侧尺、桡骨之间，腕关节与肘关节连线的下1/3处。手法：用手指或指甲用力掐强刺激，此时自我感觉是局部酸麻胀，止痛有效。

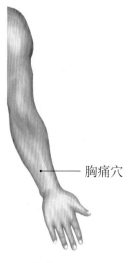

——胸痛穴

胸痛穴

去早搏：睡前按摩手足心

睡眠可以说是心主神明的一个敏感的风向标，调心宁神才能去早搏。睡眠质量高，证明心神明的功能良好，反之则提示睡眠质量差，也会加重影响心主神明的功能。

调理睡眠养心神，推荐睡前按摩手足心。

按摩手心劳宫穴，定位在手掌心，第2、3掌骨之间偏于第3掌骨，握拳屈指时中指尖处，按摩采用按压、揉擦等手法，左右手交叉进行，每穴各操作10分钟，每天2~3次，不受时间、地点限制。也可借助小木棒、笔套等钝性的物体进行按摩。

按摩足心涌泉穴。取穴时，可采用正坐或仰卧、跷足的姿势，涌泉穴位于足前部凹陷处第2、第3趾趾缝纹头端与足跟连线的前1/3处，用按摩手法推搓、拍打涌泉穴；或用脚心蹬踩床头或其他器械。按摩时通过手心劳宫穴对足底涌泉穴相互刺激，可以补肾水、疗心火，使肾水上滋、心火下降，帮助人体达到心肾相交、阴阳平衡的状态，治疗失眠、焦虑、心悸等疾病。

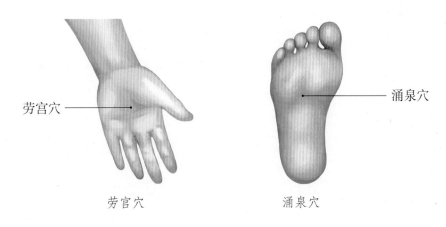

劳宫穴　　　　　　　　　　　　　涌泉穴

劳宫穴　　　　　　　　涌泉穴

此外，据腹针原理改良的家庭"健腹法"对治疗失眠、焦虑等心主神明失调引起的症状效果也很好。做法是双手拇指指尖相对，贴腹直线，从上腹部剑突位置开始，分别用指尖、指腹、鱼际着力，自上往下推揉腹部，各推10次。再顺时针、逆时针圆圈式按摩腹部各

30次。

推荐安睡汤：百合、莲子、酸枣仁、龙眼肉各5～10g，煮水，晚餐后至睡前的时间服用，可宁心安神，辅助睡眠。

补元气，术后可用"健心方"

术后勿忘补元气，冠心病介入术或者搭桥术后，饮食应该清淡，适当地补充少量蛋白；部分体质偏虚患者，手术伤津动血，应该补充适量的动物蛋白，如鱼类、精瘦肉、家禽肉等中医认为可以补气血的血肉有情之品。

前面抗缺血提到的健心方同样适合于冠心病术后患者长期服用。可用吉林参10g、田七5～10g、陈皮1g，加少量精瘦肉，炖汤服，每周3次。服用的频率可根据患者术后的症状适当增减次数。

术后患者还可坚持每天都打一轮太极拳，现代研究表明，太极拳是大小腿肌肉群的高功能运动，使人体如同增加了许多小水泵，帮助心脏工作。此外，国医大师邓铁涛生前最喜爱的运动项目八段锦，动作简单易学，与太极拳有异曲同工之妙。

第三章

降血压，头不晕，防中风

舒航：
脑血管病靠"三分治七分养"

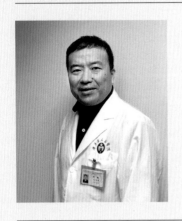

专家简介

　　舒航，教授，广东省人民医院神经外科主任医师。

　　脑卒中（中风）已成为我国第一致死病因，占死亡总数的22.45%。全球每12秒就有一位中风新发患者，每21秒就有1人死于中风。尤其是冬季寒冷时，脑血管意外更是频发。

　　得了脑血管病怎么办？要"三分治七分养"。"治"，治疗高血压、糖尿病、甲亢等基础疾病；"养"，合理饮食、适当锻炼、气定神闲。中老年人，尤其是40～60岁的女性，建议1～2年做一次脑血管方面的检查，有助降低卒中风险。

蛛丝马迹别放过，提示中风在潜伏

　　一侧面部或手脚感到麻木、软弱无力、嘴歪、流口水；短暂的意识不清或嗜睡、眩晕、摇晃不稳；说话困难或听不懂别人的话；难以忍受的剧烈头痛，喷射状呕吐；一侧眼睛失明或视力下降……

上述症状，被公认为中风急症表现，此时已经是需送院抢救的"节奏"。那么有没有能提示脑血管出毛病的早期表现呢？

头晕、头痛、视力模糊等，都提示脑中风可能在潜伏。"昨晚没休息好才头疼""累了，眼就花了"……不爱提病，不接受可能有病的人，等于漠视中风警示灯。

正确的态度是，出现头痛、头晕、视物模糊、手麻、脚麻、走路易撞到人、看东西要转头等，仔细观察1～2天，看是一过性还是规律性持续症状；如果这些情况出现，没有明确原因可解释，就要提高警惕，最好就诊进一步检查，避免耽误病情。

    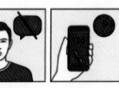

失去平衡、　视觉模糊　身体一侧或面　手或腿无力　说话困难　立即呼叫
头疼或头晕　　　　　　部一侧下垂　　　　　　　　　　　　救护车

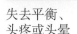

脑卒中先兆表现

建议中老年人体检加查脑血管

体检能发现脑血管毛病吗？应如何安排脑血管检查项目？

普通体检一般就是抽血、拍片、验肝功能等，鲜有安排脑血管检查。因此，有检查必要者，需要到有经验、有资质的体检中心，据提示症状，由简单至精确检查脑血管。

最简单的检查是颈动脉B超或脑血流图，花费不高，通过经颅多普勒探测仪检查，可大致发现颅内外脑血管的血流速度及堵塞情况，缺点是精确度不高；进一步可通过头颅CTA及MRA检查，能定性及定位脑组织、脑血管病变状况；目前诊断脑血管病"金标准"——全脑血管造影，可一条一条血管看，检查脑血管动态过程，监测血流指标，甚至监测到一侧血管堵时对侧血管的代偿供血能力。

40岁以上的人群，脑血管意外频发，因此建议1～2年做一次CT检查脑血管，没有大问题就不用每年做，3～4年检查一次，有助于未有症状时发现血管病。有的患者对疾病承受力弱，容易紧张焦虑，就可以做B超先简单筛查。

临床上发现，40～60岁的女性好发脑动脉瘤，因此建议这一年龄段女性，尤其要每年检查脑血管。雌激素有利于抑制脑动脉瘤，40岁开始，女性雌激素进入减少期；女性绝经后，雌激素水平更低，而且脑血管管壁内的胶原蛋白含量在绝经后明显减少。这些因素，可导致40～60岁女性发病高峰。

脑血管病"三分治七分养"

"三分治七分养"，说的是很多病要以预防为主，否则病发再处理，能否治好可能得靠运气了。可以借用"三分治七分养"于脑血管病预防上，只不过"治"的是高血压、糖尿病、甲亢等基础病，而"养"则指合理饮食、适当锻炼、情绪控制。

在"治"的"三分"工夫方面，高血压可是脑中风最危险的因素，与糖尿病一样，可直接导致脑血管硬化，无力应对突发的血压增高，因而容易脑出血；甲亢最容易被忽略，它是内分泌改变，激素水平影响脑血管内膜稳定性，易导致内膜损伤、动脉瘤形成或斑块脱落。脑血管"三分治"，治的就是基础病，从而避免引发潜在的血管病。

在"七分养"的工夫方面，首先要求的是合理饮食，讲求顺其自然，在有节制、不过饱的合理基础上，不必强求一定吃什么或不吃什么。有的人爱跟风吃名贵药材补身，面食、辣椒也要戒了，其实没必要，合适自己的才是最好的。其次，"养"还要求适当锻炼，讲求因人而异，老人尤其是避免为锻炼而锻炼，就算明显体力不济、机能不盛，依然勉力而为就得不偿失了。最好的锻炼方法是慢走，或者打打太极。最后，"养"要求控制情绪，做到气定神闲，切忌过于疲劳或兴奋，失控的情绪会造成脑血管兴奋，导致痉挛甚至出血。

中风病防治Q&A

问：医院诊断说脑供血不足，原因是左颈动脉堵塞了，放支架治疗可以吗？

答：支架并不是万能的，脑动脉堵塞就不能放支架，而应施血管内膜剥通术。形象点说，血管就像水管，堵塞就是水管因铁锈或脏东西附着，通不了水了；这时支架无法处理堵塞处，内膜剥通术反而可把铁锈或脏东西掏出来。

问：缺血性中风与出血性中风，怎么理解？可以放支架吗？

答：出血，就像水管因为水压猛增而突然爆裂，血管破裂出血；缺血，就像高处水管水流不够。临床上缺血性中风占75%，出血性中风占15%，而其中10%是交叠的。

到底是否放支架治疗中风，最大考虑因素是血管狭窄是否超过

50%，此外要求患者没有全身性基础病，从事的工作也应当是平和而非高压力、高危险的。需要说明的是，如果判定支架不能改善血管状况，一般也不放入。

问：良性脑血管瘤，要怎么治？

答：血管瘤不分良恶性，只分破裂和未破裂，其共同特点是打针吃药没有用，需要干预就是手术。若是动脉瘤小于3.5mm，没有高血压、糖尿病等基础病，职业平和，无须服用阿司匹林等特殊药物的患者，可暂不处理。具体情况需由医生具体诊治。像海绵状血管瘤这类群体，因其病变的特殊性，部分患者破裂出血对身体危害较小，根据病变位置，可以暂不处理，定期随诊。

问：检查结果写着有陈旧性脑梗死，怎么办？

答：这种情况较多见，超过60岁的老同志体检，CT检查往往可发现有陈旧性脑梗死，是留在脑部形成点状改变，提示曾有中风病史，这类患者是卒中的高危人群，须高度警惕，积极治疗。

高聪：
脑中风，4.5小时内救治最关键

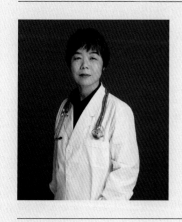

专家简介

　　高聪，教授，主任医师，广州医科大学附属第二医院神经内科副主任，现任中华医学会全国神经免疫学会委员。

　　脑中风即脑卒中，通常有"三高"危害——高发病率、高致残率、高复发率，发生中风后一定要以最快的速度打"120"急救电话，在第一时间到大型的综合性医院接受治疗；在医生到来前，患者及家属要做好院前自救，但家属别在患者神志不清或呕吐时给他灌药，以免窒息；脑中风在4.5小时内救治最关键。

如何预防脑中风：慢性病患者坚持长期用药

　　慢性病患者如何预防脑中风？

　　首先，有高血压和糖尿病的患者一定要在医生的指导下坚持长期用药。高血压患者要保持血压的稳定，切忌随便停药，因为降压治疗是终生的，一停药血压就会反弹，这时候发生脑中风的概率比不吃药之前还要高；糖尿病患者要注意监测血糖，而且在医生的指导下调整降血糖药物。

慢性病患者一定要控制各种危险因素，降血压、降血糖、减肥、积极运动，半年或一年做一次体检，保健品可以吃，但是不能代替药物。

其次，注意合理饮食，少吃油腻食物，要低盐、低脂肪、低胆固醇饮食，多吃水果蔬菜，戒烟戒酒，可以适当地参加体育锻炼，增加耐寒能力，做一些力所能及的体育活动。

有些老人喜欢清早跑步和冬泳，但这对于心脑血管病患者来说是不正确的。最好的锻炼方式应该是挺胸、阔步、甩手走路，每次走30分钟左右，微微出汗是最好的。另外，打太极拳、游泳也可以，不建议天不亮就出去运动。

如何判断是否脑中风：看是否面瘫、肌无力、言语困难

在脑中风中，85%是缺血性中风，主要由于血管发生堵塞；15%

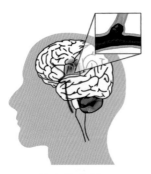
缺血性中风

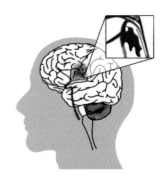
出血性中风

中风病分型

是出血性中风，主要是由于脑血管突然爆裂了。因此，脑中风又分为脑血栓和脑出血。

脑中风是一种威胁人类的重大疾病，不但发病率高（在中国，每12秒就有一个人发生脑中风），而且死亡率很高，中国每年有150万人因中风而去世，同时，该病还具有高致残率和高复发率的特点，80%的中风患者会留下不同程度的残疾，80%的患者得中风之后会再次中风。

如何判断是否患上脑中风呢？

主要观察是否出现了早期的中风症状。一是看是否面瘫，试试能否微笑，嘴角或眼角是否下垂；二是看是否肌无力，试试能否伸举上肢；三是看是否有言语困难，试试能否吐字清晰，舌头是否还灵活……如果出现了这些症状，就是发生了早期的脑中风。

如何处理脑中风：立刻拨打"120"，别随便喂药

当一个人发生脑中风时，应该怎样处理呢？一定要以最快的速度打"120"急救电话，在第一时间到大型的综合性医院接受治疗。发生脑中风，在有效的时间进行内动脉或静脉溶栓是治疗脑血栓最有效的手段，能最大限度地降低病残或完全康复。

一旦发生脑中风，一定要在4.5个小时之内接受治疗。这就意味着，患者在4.5个小时内不仅要来到医院，而且还要留出时间给医生看病、做CT和验血等检查。如果是脑梗死，患者一定要在4.5小时内注射溶栓的药物，静脉溶栓的有效时间是4.5小时之内，动脉溶栓的有效时间是6个小时之内。

在等医生到来时，患者及家属要做好院前的自救：首先患者要保

持安静，不要惊慌；二是尽量不要搬动患者，让患者仰卧，头偏向一侧，如果患者有呕吐，家人一定要尽快帮患者把口和鼻子的呕吐物拿出来，以免发生窒息。

现在很多家庭都自备了安宫牛黄丸，一些人不管三七二十一看见家人中风了，就赶紧灌药。对此，我们并不主张在患者神志不清或者呕吐的时候给他们灌药，因为这样做会引起窒息，不仅救不了命，还可能害了性命。

如何诊治脑中风：必须CT和核磁共振同时做

在中风患者发作的急性期，医生必须进行头颅CT、MRI、脑血管造影、抽血等检查。

有些多次中风的患者会问："为什么去年做了CT，今年还要再做？"其实，每一次中风发作时的类型可能都不同，医生必须知道这次的病灶是出血还是梗死。要知道，出血用的药和梗死用的药是完全相反的，而CT检查的作用就是帮助诊断是否是脑出血，脑出血的患者一分钟就可以在CT检查显现出来，但如果是脑血栓，则要在48小时才能显现出来。

在做了CT检查后，中风患者还要做核磁共振检查，因为CT检查只能帮助排除脑出血，而且CT检查在48小时之内不能看到梗死，也不能判断梗死的大小，这时候核磁共振就非常有用了。救治团队不能等待48小时再看CT检查结果，这时候就会耽误治疗了。

潘翠环：
中风24小时内须开始康复治疗

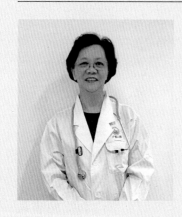

专家简介

　　潘翠环，广州医科大学第二附属医院康复科主任、广东省医院协会康复专业委员会主任委员、广东省物理医学与康复学会副主任委员。

　　中风患者应该从什么时候开始做康复治疗？应该怎样进行康复治疗？

　　康复医学专家指出，中风发生后24小时之内且在生命体征稳定的前提下，就必须开始进行康复治疗。如果中风后没有及时进行规范的康复治疗，可能导致"误用综合征"。

中风患者何时开始康复治疗：24小时内且生命体征稳定时

　　很多人以为康复治疗就是针灸、按摩、推拿，其实这只是康复治疗中的一小部分，广义的康复是指利用一切措施和手段帮助患者最大程度地恢复各种生理功能。

很多人以为中风后发生的功能障碍是不可逆的，其实不然。在医学非常发达的今天，药物治疗、手术治疗和康复治疗，都可以帮助患者最大限度地恢复这些功能。

至于什么时候可以开始康复治疗呢？中风发生后24小时之内且在生命体征稳定的前提下，就必须开始进行康复治疗。

早期康复不规范，会导致误用综合征

早期康复治疗要预防可能出现的压疮，一个人如果长时间不动，关节会肿胀，肌肉会萎缩，还会形成静脉血栓，栓塞一旦跑到肺里，引起肺的栓塞，就无法呼吸了。而且，中风发生后，规范的早期康复治疗和不规范的早期康复治疗取得的效果截然不同，因为中风早期没有进行规范的康复治疗，会导致"误用综合征"。

在中风早期，肌肉力量低下时，不能让患者自己用力，而应让其被动地活动肌肉。这是因为患者在中风后，会出现上肢屈肌的张力较强，患者会不自觉地自己弯曲上肢。在不能用力时运动，就会导致韧带、肌腱、肌肉的损伤以及关节的变形，还会导致痉挛加重、所有肌群不协调，就会引起所谓的误用综合征。所以，患者术后的被动活动是否规范、是否正确，都很重要。

早期的康复训练包括助力下的翻身运动、床上被动运动、床上踩单车训练、斜床或站立架训练、减重步行训练、功能性电刺激、吞咽功能训练、床到椅转移训练、穿鞋训练、手功能训练、进食功能训练等。

中后期康复治疗：要有打持久战的心理准备

很多人以为，中风患者的中后期康复治疗只需6个月。其实不是。尤其是一些有功能性疾病的患者，他们中风后，康复治疗可能是终生的，患者和家属都需要有打持久战的心理准备。

在中风中后期，康复治疗主要是改善步行、增强肢体协调性、提高进食能力、促进语言交流能力，从而提高患者的日常生活能力。

具体措施包括：一是动态平衡训练，传统的平衡训练是坐在座位上，由别人推或者患者自己动，现在也可以让患者在专门的设备上进行；二是步行训练；三是从床到椅子的转移训练；此外，还有穿鞋训练、进食训练、语言训练、吞咽治疗等等。

当然也有一种可能，患者进行了各种训练，但最终仍然出现了异常模式，这时候怎么办？也可以通过使用康复工具，使患者最大限度地利用辅助工具替代其已失去的功能。

特别提醒：尽量让患者参与社交活动

中风患者的恢复规律一般是下肢先恢复，然后再到上肢，但也有一些患者，比如脑出血的患者，会从远端的力量恢复开始。康复治疗越规范，疗程越充足，预后越好。

中风患者的康复治疗，家人和陪护起着至关重要的作用。家人和陪护不仅可以逆转患者的病情，提高他们各方面的功能，还可以让他们有足够的信心生活下去。因此，家人要给患者足够的信心，同时，在安全和患者身体情况稳定的前提下，应让他们出去参与社交活动，这更有利于他们的康复。

刘品明：
提倡健康生活方式，预防心脑血管疾病

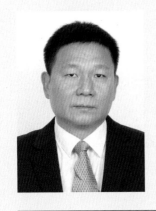

专家简介

    刘品明，教授，主任医师，博士生导师，中山大学孙逸仙纪念医院冠心病专科主任。

    我国近年来的流行病调查显示，按超过140/90mmHg作为高血压诊断标准，我国成人高血压患病率逾23%，患病人数高达2.5亿；同时还由于血胆固醇水平的普遍不达标和吸烟人群的高居不下等多重危险因素的存在，对于心脑血管疾病的防治任重道远。提倡终生保持健康生活方式是预防动脉粥样硬化性心脑血管疾病最重要的方法和前提。

预防招数1：合理膳食

    所有成年人都应该以摄入健康饮食为目标。强调摄入蔬菜、水果、坚果、粗粮、瘦肉或动物蛋白和鱼类等为主的食物；尽量减少摄入反式脂肪、加工腌制的肉类、精制碳水化合物和含糖饮料等。我国

居民现状是蔬菜水果摄入不足、奶类摄入不足、坚果摄入不足。成人每天食盐不超过6g。有研究显示，合理膳食最高可降低8~14mmHg的血压。

预防招数2：运动锻炼

培养坚持运动的习惯，减少久坐时间，平均每天主动走路6000步。成人每周应至少进行150分钟的中等强度体力活动（如步行、慢跑、骑自行车、游泳等）或75分钟的高强度体力活动。运动形式可采取有氧、阻抗和伸展运动等，以有氧运动为主，无氧运动作为补充。已经明确长期规律的运动可降低心血管病、2型糖尿病、结直肠癌等的发病风险。

预防招数3：戒烟限酒

吸烟是不健康的生活方式，是心血管病和肺癌的主要危险因素之一。被动吸烟同样有害。吸烟可导致血管内皮损害，显著增加动脉粥样硬化性心血管病的发病风险。戒烟的益处十分肯定，吸烟者任何年龄段戒烟均能获益。过量饮酒显著增加高血压的发病风险，这种风险随饮酒量的增加而增加。目前缺乏确凿证据显示少量饮酒具有心血管保护作用。因此，不应倡导不喝酒的人群以喝酒来养身保健，因为心血管保健有更安全可靠的生活方式方法。如果饮酒，则应限于适量；每日饮酒的酒精量男性不超过25g（相当于700mL啤酒、300mL葡萄酒、或90mL 40度或60mL的50度烈性酒），女性不超过15g。

预防招数4：控制体重

超重和肥胖是导致血压升高的重要原因之一，而以腹部脂肪堆积为典型特征的中心性肥胖还会进一步增加高血压等心血管与代谢性疾病的风险。衡量超重和肥胖最简便和常用的生理测量指标是体重指数［计算公式为：体重（kg）/身高（m）^{2}］和腰围。前者通常反映全身肥胖程度，后者主要反映中心型肥胖的程度。成人正常体重指数为18.5～23.9，24～27.9为超重，≥28为肥胖。成人正常腰围<90/85cm（男/女），如腰围≥90/85cm（男/女），提示需控制体重，如腰围≥95/90cm（男/女），应当减重。对于超重和肥胖的成人，须通过个体化指导增加体力活动和热量限制以达到或保持减重的目标。

值得重视的是，健康饮食、运动锻炼、不抽烟、限酒等这些老生常谈的养生常识，大家一定听得很多了。但当科学数据告诉你，坚持这些简单的"养生"方法，能实实在在延长寿命十几年，并使心血管疾病和癌症风险均降低50%以上，你是否愿意付诸行动呢？近日，一项长达30年余年随访超过12万名医务人员的队列研究发现，严格遵循以下五大健康生活方式，可使50岁女性的寿命预期延长14.0年，50岁男性的寿命预期延长12.2年。这五大健康生活方式就是：①不吸烟；②健康饮食；③定期锻炼（每天中度或高强度运动至少30分钟）；④保持健康体重（体重指数保持在18.5～24.9）；⑤控制酒精摄入量（女性5～15g/天，男性5～30g/天）。

邹旭：
科学养生保健，可减55%高血压发病

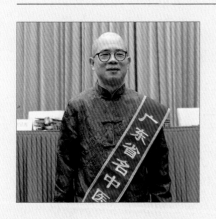

专家简介

邹旭，教授，广东省名中医，广东省中医院心血管科学科带头人，广东省中医药学会心血管专业委员会副主任委员。

在我国，每10秒就有1人被心脑血管病夺命，关注心脑健康，刻不容缓。

首先"识心"：五脏六腑心最"大"

中医理论里，心为"君主之官"，"主神明，其志为喜"，指的是心脏是人的高级神经系统主宰；"心主血脉，其华在面，其色为红"，指的是平稳正常的心跳、血压、血脂、血糖，主宰着整个机体的功能与表象；"心主汗，汗为心之液"，指的是心脏功能正常，人体的新陈代谢、血气系统循环才正常。

此外，中医还讲"心与小肠相表里""心开窍于舌"，认识这些

关于心的知识，才可为养心做准备。

调绪"护心"：快乐平和最重要

现代人都知道，要检测心脏功能，可以通过心电图、心脏超声、心导管等各种检测检查，获得心跳、血压、血脂、血糖、体重等指标，中医则认为，心情、脸色、口感、睡眠等也反映着心脏状况。

很多人不知道，"心主神明"，说的其实是"喜"的重要性，调节情志到快乐平和，正是养护心脏的最高境界。想要心脏强壮，不能不快乐，更不能恼闷不语，因为"心开窍于舌"，主张中老年人多与别人沟通交流，"多吹吹水"。广州老人有上白云山"登高而歌"的爱好，每天高高兴兴的，不忙不乱，不焦不躁，心境平衡，其实这就能养心了。

对于忙碌的中年人，关爱心脏，建议"偷东西不行，但偷闲可以有"，尽量劳逸结合，化解工作与生活的重重压力。

运动"强心"："3、5、7"原则

"汗为心之液"，汗液可排泄人体代谢的产物，国医大师邓铁涛100多岁高龄时，还每天午后走动，晒晒太阳、出出汗。中老年人一旦晒太阳不足、运动不够、出汗太少，就会这儿也痛、那儿也痛。此外，2013年6月WHO简报指出，缺乏锻炼已成为全球第四大死亡风险因素。据估算，每年全世界因缺乏锻炼而致死的人数高达320万人，这是因为缺乏锻炼对健康的不良影响十分长久，不仅可引发肥胖、亚健康状态，还可导致心脑血管疾病。因此要"强心"，建议要保证适量运动。

医圣华佗对于运动的见解，是"但使微微汗出，不可过极尔"，叫人们稍稍出点汗就可以了，而现代医学也认为，运动要注意适度，防止过度运动易劳倦，甚至运动性猝死，建议参照"3、5、7"原则。

"3、5、7原则"：3即每次运动不少于30分钟；5即每周运动不少于5次；7即运动后每分钟心率数为170－年龄。

要想心之血脉通畅，还可做一项"拍打功"：双手合十，端于胸前，带力向后轻轻拍击胸部；也可做"张牙舞爪"动作：面向前方，两脚打开站稳、稍用力下压，同时抬起双手，用力做十指弯爪。

饮食"养心"：宜杂不宜偏

中医还讲"心与小肠相表里"，因此饮食要注意清淡最佳，从养护心脏出发，食物要均衡，每天的食物品种要超过12种，每周的食物品种则要25种以上。

中医大家、国医大师邓铁涛教授也一贯主张进食宜杂不宜偏，五谷杂粮，酒肉果蔬都可以进食，关键在于不可过量。

这是因为，不同食物含有的营养素特别是微量元素不同，而这些微量元素在人体中的代谢非常重要，是某些蛋白质或者酶的辅助单位，缺乏微量元素则容易形成慢性病，如血管内皮容易损伤，细胞抗氧化能力减弱、容易衰亡等。

有一项"养心工程"是管理好睡眠，起居有常，睡眠养阳。美国芝加哥大学医学院曾有一项研究：每天睡眠少于7小时可使人们患心血管疾病的风险明显增加。根据研究结果显示，每晚睡眠时长为5～7

小时的研究对象中，大约11%的人5年内出现动脉硬化现象。每晚睡眠时长不足5小时的研究对象中，这一比例上升至27%，而每晚睡眠时长超过7小时者，仅有6%的人出现动脉硬化。

有的人说，我也想睡得好，可就是天天辗转难眠，怎么办？下面教您两招。

（1）药材沐足助眠。

邓老喜欢用温热水沐足，沐足过程中同时用双手按摩、揉搓脚背及脚心，最好以劳宫穴摩擦涌泉穴，以加速脚部的血液循环，以产生温热感为度，每次10～30分钟，确能帮助入睡。

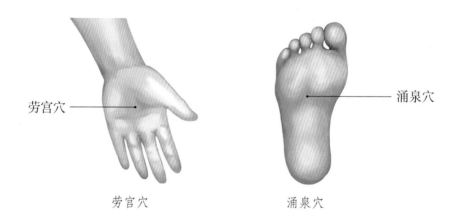

劳宫穴　　　　　　　　　　　涌泉穴

（2）沐足方。

怀牛膝30g，川芎30g，天麻15g，钩藤30g，夏枯草10g，吴茱萸10g，肉桂10g。

第四章

养好脾和肾，
肾病、血糖、尿酸问题远离你

余学清：
肾康才能体健，从良好生活习惯做起

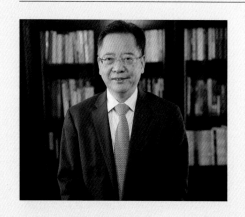

专家简介

　　余学清，主任医师，广东省人民医院院长。现任国际腹膜透析协会候任主席、亚洲肾脏病联盟主席。

　　据统计，在我国，慢性肾脏病的发病率高达10.8%，患者约1.3亿，其中近300万患者将发展成终末期肾脏病。

　　广东省的慢性肾脏病的人群发病率为12.1%，目前广东省血液净化质控中心在线登记的本省血液透析患者为42147例、腹膜透析患者为12236例。

　　在肾科临床上，很多患者一发病就是慢性肾病Ⅲ期甚至Ⅳ期，有的需要立即接受透析治疗。

肾健康的六成因素您能掌控

　　追求肾健康，就要关注影响因素。

正常人的肾脏既光滑且饱满，"慢肾"者的肾，却日渐凹凸不平甚至纤维化、硬掉了。

在这个病变过程里，生活方式的影响更大，对于健康的影响高达60%，肾病发生的遗传因素仅占7%~12%，而且基因问题就像手枪里的子弹，危险，但上好保险，就能把它困在那里。良好的生活方式、日益精进的医疗等，都是可掌控的"保险"。

保肾护肾，需要切实的行动，包括合理饮食、戒烟限酒、适当运动、心理平衡，非常主张大家重视养成护肾的良好生活习惯。

保肾护肾第一招：合理饮食

饮食调整上，建议清淡饮食，尽量不要大鱼大肉，暴饮暴食，最好就是"二多三少"。"二多"，就是多吃低脂优质蛋白，多吃新鲜青菜水果；"三少"，就是少油、少盐、少饭。

其中少钠摄入，也就是少吃盐最关键，建议每人每天吃盐不超过5g，广东人总是自称"吃得鲜、吃得淡"，其实目前人均吃盐量也达10~12g／天，今后做菜放盐，要试着减半才行。

此外，饮食调整需要个体化，比如橙子含钾高，降压又减轻心率失常问题，对心血管好；但如果已经肾有问题了，本身就钾排泄代谢不好，就不能多吃橙子。

饮食调整确实涉及的细节多，教您掌握最重要的一条：营养均衡的基础上，保证大便通畅。尤其是肾病爱招惹的中老年人，不要为了好入口而偏爱精、软、糯的食物，粗纤维更有助保障不便秘，让微环境有利于身体免疫力的保持。

保肾护肾第二招：戒烟限酒

戒烟限酒，是因为香烟烟雾里许多的危害物质会直接损伤血管内皮细胞，不仅会导致高血压、心血管病，肾脏也是最直接的"受害者"，因为它可是由大量血管组成的器官。

而酒精伤肾脏，因为它会影响机体中氮的平衡，增加蛋白质的分解，增加血液中尿氮素的含量，增加肾脏负担。如果本来就有肾脏疾病，或慢性肾功能不全的人，喝酒更容易导致症状加重。

喝的问题上，还要注意少喝浓茶，如果戒不了"工夫茶"，也请茶后多喝水，稀释一下茶浓度。

保肾护肾第三招：适当运动

保肾护肾，运动因素与饮食因素几乎同等重要，运动不仅刺激胃肠蠕动，减少便秘发生，还扩张血管，保护肾脏。

保肾运动要遵循"三五七"原则，"三"指一次运动时间不要少于30分钟；"五"指一周运动不要少于5次；"七"指运动强度，即运动后心率170/分钟减去年龄。

很多中老年人运动能力下降，可以采取以走路为主的锻炼方式，每天快走半个小时以上，"昂首挺胸、大步流星"。

运动能护肾，不仅因为它可调节体温，有益身体与肌肤健康，还可以排毒减肥。肾小球滤过膜只能让小分子代谢废物排出，太大的毒素分子就要靠人主动出汗来排泄了。

与提倡运动相对的，希望肾健康就不能久坐。

有一项统计显示，每天静坐超过10小时的人群里，年轻人多，平均年龄才37.8岁，六成半是男性，他们同时也是高BMI人群、高能量摄入者，"坐出"非酒精性脂肪肝的不在少数，这一点尤其对于中国人护肾有害。

保肾护肾第四招：心理平衡

其实"心理平衡"的重要性在合理饮食、戒烟限酒、适当运动这三者之上，因为它关系着人体免疫力的保持。

保持心理健康，不建议人们把不高兴都埋藏在心理，盲目追求"温柔、脾气好"的表象。在这方面女性比男性的优势强——女性多有闺密，三两知己坐到一起，该吐槽时不忍着，宣泄过后情绪就好转了。

肾病防治Q&A

问：是不是肾病主要看肌酐指数"好不好"？高了就要吃药降下来吗？

答：人体依靠肾小球滤过膜，将尿氮素、尿蛋白等小分子代谢产物排出，血里、尿里都有少量的，并不是尿常规检查结果上"没箭头"就代表没事，如果指数升高至临界值，就要找专科医生考虑年龄、体重、性别等等因素进一步评估滤过率了。

更重要的是，抽血验肌酐并不是发现肾病的最早手段，因为业内普遍认同，等血肌酐升高超标，说明肾功能损伤一般都在一半及以上了。

验尿在发现早期肾病更有效，尿常规结果里如果出现红细胞、尿蛋白异常，或者白细胞增多，只要其中一个有"+"，不管几个"+"。都要再查肾功，再做肾B超。

问：我是高血压患者，医生告诉我要每季做血液尿液检查，为什么要这么频繁呢？

答：全国一项接近万人样本的调查发现，慢肾患者中合并高血压的占比达78.8%，临床也有共识，慢肾与高血压可谓"互为帮凶，常常并存"。

哪怕是正常值内血压偏高者，尿毒症的发生率增加1.9倍；重度高血压的尿毒症发生率更是高于血压正常者11倍。这也正是医生让您将血液尿液检查缩短至每季进行的原因。

同时要提醒大家，除了高血压、高血糖、高血脂、高尿酸等多种慢性疾病患者，合并慢性肾病的风险也很高，不要偷懒，常常监控尿蛋白变化，有利无害。

问：看到马桶里尿起了泡泡，我好慌！去检查了一下尿蛋白，一个"+"，更慌了，接下来是不是要做穿刺了？

答："泡泡尿"其实很常见，或者说尿在马桶里，容易产生泡泡。如果泡泡不太多，或者是大泡泡，而且消得快，就不用很慌张的。如果泡泡细小且难消，尤其是静放一段时还在，那就建议进行尿常规检查。有"+"号，显示有微量尿蛋白，看是否吃过大餐，过度运动等，首先进行生活方式调试；如果改善生活方式、药物干预等处理都不行，才需要做肾穿刺，以病理检测确认肾损情况。

严励，李焱，陈超刚：
糖友省什么也别省鞋钱

专家简介

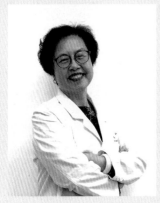 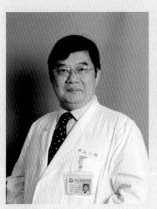 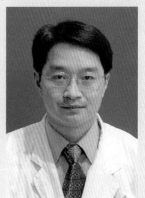

严励，教授，中山大学孙逸仙纪念医院副院长、内分泌内科主任。

李焱，教授，中山大学孙逸仙纪念医院内分泌内科副主任。

陈超刚，副教授，中山大学孙逸仙纪念医院临床营养科副主任。

糖尿病足危害严重：指甲大的伤口都可致截肢

如何定义"好脚"？首先要保证良好的血液供应，要有良好的功能和形态，对异物触觉灵敏，比如一踩到沙子，马上能感觉到不舒服。而得了糖尿病足后，这三条要求都达不到，患者脚上没有感觉，甚至踩在刀子上也不知道。

许多糖友患有灰指甲，皮肤粗糙，很干，用针扎都没有感觉，已经属于"高危足"却不自知，更不懂得护理，如不小心损伤了，很容易溃烂。门诊中曾碰到一位女患者，几年前因糖尿病导致烂脚，左脚被迫截肢，她的右脚也是高危足，但因疏于护理，几年后又因烂脚差点需截肢，住了几个月的医院，花了近十万元才保住脚。

糖尿病引起的下肢血管病变、周围神经病变、足部畸形继发的各种损伤以及感染都可能造成糖尿病足。但有些患病多年的糖友被医生告知要检查下肢血管病变时却表示不理解："我都没不舒服，你们是不是想创收赚钱啊？"其实不是。因为下肢血管病变后，会造成下肢和足部缺血性坏死，伤口自愈能力的下降将导致足部抵御感染能力下降。有的患者脚看起来好好的，但一做超声检查，发现血管堵得很严重。

糖尿病足早期警报：走路时疼痛歇会儿就好

脚不好，糖友要注意早期警报，例如脚发凉、怕冷、皮肤苍白或青紫等症状，小腿抽筋、疼痛，这种疼痛在行走时加重，歇一会儿就好转，伤口经久难愈。除了自检，还可以到医院进行检查，建议长期病患每年都做一次检查，这个钱千万别省，否则得不偿失。

糖友常出现脚底麻木，但更可怕的是连麻木也感觉不到，这是因为发生了糖尿病严重神经病变，这时出现割伤、烧伤、碰伤、磨破、水疱，脚都毫无感觉，发生严重足溃疡的风险就会大大提高。有名47岁的男糖友，抽烟时找不到打火机，走了3小时后才在鞋中发现打火机，此时大脚趾已损伤，最后只好截掉。

如何发现糖尿病神经病变？如果出现疼痛、麻木、灼热、针刺感，或正常感觉的消失，应及时到医院检查。

长期的糖尿病还可以引起一些足部形态和功能的改变，不仅影响双脚的正常功能，而且非常容易引发后续的损伤感染，特别是在保护不当和穿不合适的鞋时。很多患者烂脚，是因为穿鞋不当引起足部伤害，例如拇外翻、拇囊炎、槌状足趾、爪形趾、鸡眼、胼胝和老茧，导致足部异常受压、摩擦和溃疡。

糖友护足谨记三点

如果您有糖尿病，需要牢记五大足部自我保健要点，即做好足部日常检查、足部卫生保健、皮肤护理、趾甲护理以及选择保护性的舒适鞋袜。

1. 每天用镜子看脚底

糖友一定要每天检查自己的脚。临床观察发现，每天查脚的患者发生烂脚的机会要比不查的患者少很多。重点检查足底、趾间及足部变形部位。检查应在良好的光线下进行，如果眼睛不好，就戴上眼镜看，脚底看不清楚的地方，可使用镜子看，或请家人帮忙查看。

足部日常检查看什么？要看足部有无各种损伤、擦伤、水疱肿胀、溃疡、感染等，皮肤是否干燥、皲裂，脚底是否长出鸡眼和胼胝（老茧），皮肤温度、颜色怎么样的，脚趾甲有无异常。

2. 冬天别用暖脚壶

洗脚也很重要。洗脚之前先用手或温度计测量水的温度，免得被烫伤。不要过分浸泡双脚，洗完后用软毛巾擦干脚趾间的水分，保持脚趾间干爽，以免滋生脚气，检查脚趾之间有无出血和渗液，如果脚趾间因潮湿而发白，可用酒精棉签擦拭处理。

秋冬季皮肤干燥，糖友要记得给脚擦护肤霜，要使用不油腻的皮肤护理膏或霜，涂抹的同时可适当按摩足部。但要注意涂抹护理霜时要避开脚趾之间的皮肤以及溃疡伤口。

剪趾甲时应注意确保修剪时能看得很清楚，以免造成误伤。避免趾甲边缘剪得过深，剪去趾甲尖锐的部分即可，不刻意追求修出美形，以免修剪时伤到皮肤。特别要强调的是，糖友不要到公共浴室修脚，以免增加皮肤感染风险。一旦脚趾剪破，应及时找医生。

"天气转寒脚先知"，秋冬季护足既要注意保暖，也要预防其中蕴藏的危机。建议不要离取暖器等热源太近，最好不要在家中光脚，更不要在热沙或水泥地上赤足行走。暖脚壶、电热毯也不宜使用，以免因脚部神经不敏感而造成"低温烫伤"。

3. 选鞋要以宽松、软为原则

糖友省什么钱，也别省鞋袜钱。选择舒适的鞋袜非常重要，因为不合适的鞋通常是引起拇囊炎、鸡眼、胼胝（老茧）、锤状趾等足病的根源，也是导致溃疡和截肢的根源。

糖友选鞋要以宽松、软为原则，鞋合脚且内部空间大，还要透气。买鞋时应在下午时间买，穿着袜子试鞋，两只脚同时试穿。新鞋穿20~30分钟后应脱下检查双脚是否有压红的区域或摩擦的痕迹。新鞋从每天穿1~2小时开始，逐渐增加穿戴时间，确保及时发现潜在的问题。穿鞋前，应检查鞋里是否存在粗糙的接缝或异物。不要穿外露脚趾的凉鞋，也不要赤脚穿鞋。

除了鞋，袜子的选择也大有讲究。选择使用天然材料，如棉线、羊毛等制成的袜子，别穿尼龙袜。袜子不宜太小，也不能太大，有些糖友怕脚受束缚，喜欢穿松沓沓的袜子，这起不到护脚作用。买袜子时要试试袜子的上口，不宜太紧，否则会影响足部血液循环。袜子的内部接缝不能太粗糙，如果袜子里面都是线头，万一缠绕脚趾，也可能造成脚趾缺血坏死。另外，袜子应每天更换。

对于糖友来说，如果脚不慎受伤，对于小的伤口，正确的处理方法是先用清水或盐水清洗伤口，然后轻轻拭干，用医用纱布覆盖。每天更换纱布，如果伤口在24～48小时内没有好转迹象，或局部出现红、热、肿等表现，即使感觉不到任何疼痛，也应立即去医院找医生进行处理。

管住嘴，迈开腿，别因控糖放弃生活乐趣

糖尿病的治疗要"管得住嘴，迈得开腿"，就是控制饮食和加强锻炼。

此外，糖友要留意三点：第一，糖尿病目前无法治愈。如今流行的所谓"干细胞基因治疗糖尿病"仍处于研究、临床试验阶段，没有投入临床治疗。第二，糖尿病是可以控制的，血糖控制好可以减少慢性并发症。第三，控制血糖不应该成为生命的全部，有些患者十分紧张，一天测十几次血糖，生活乐趣全无。

全世界有2.5亿人患糖尿病，既然患糖尿病的人如此多，大家就不要那么害怕。在科学控糖的同时，糖友更要充分享受生活。

1. 糖尿病吃什么：淮山、芡实尽量少吃

民以食为天，糖友该怎样选择食物？要掌握几个饮食原则，即糖、油、盐宜低，维生素、纤维素含量宜高，还要看血糖生成指数是否适度。总的来说，严格控制高糖、高脂肪、高盐食品，忌食甜食、饮料、油炸食品和肥肉。

广州人爱用淮山、芡实来煲汤，但由于其淀粉含量多，对糖友来

说，要先计算糖含量，是否影响一天的摄入总量。

我们的日常食物可按照来源、性质分成谷类、蔬菜类、水果类、肉类（含蛋类、鱼类、豆类或其制品）、奶类以及油脂类六类，同类食物所含的蛋白质、脂肪、碳水化合物和其他营养成分比较接近。

对糖友而言，每一类食物都分为随意吃、适量吃，但需尽量避免三类，见下图。

糖类为主的食物：粮谷类			
种类	随意	适量	尽量避免
粮谷类		饭、面、粉、成面包、成饼干、切面、麦片、豆类、红米、玉米面、荞麦等粗粮	快食面、伊面、油角、中西式甜品及糕点、芋角、煎堆、咸水角、油条、糖水

蛋白质为主的食物：肉、蛋、豆类、奶类			
种类	随意	适量	尽量避免
肉蛋豆类		鸡、鸭、鱼、虾、瘦猪、牛、羊肉、瘦排骨、田鸡、鸡蛋、黄豆及其制品如豆腐、枝竹、豆干、腐皮、淡豆浆	虾头肉如午餐肉、香肠、回锅肉、五花肉、肥排骨、皮、内脏、烧腊、卤味、猪牛肉干、肉松、咸鱼、肉、蛋
奶类及其制品		淡奶粉、淡奶、脱脂奶、无糖酸乳酪、淡豆奶、奶酪	炼奶、加糖奶、麦乳精、美禄、阿华田、巧克力饮品、雪糕、酸奶

微量营养素和膳食纤维为主的食物：蔬菜水果类			
种类	随意	适量	尽量避免
蔬菜瓜果类	所有绿叶蔬菜及含糖少（1%～3%）的瓜类如青瓜、苦瓜	新鲜水果（根据含糖量和GI值）、根茎类如薯仔、芋头、莲藕、红薯、南瓜等	咸酸瓜/菜、蜜饯凉果、罐头水果、果酱、干果如各种蜜饯、应子、提子干、较甜水果如荔枝、龙眼、榴莲、椰子、木瓜
配菜		金针、冬菇、云耳、鲜菇、虾米、蚝豉、淡菜、海带、紫菜	（以下尽量少食）淮山、芡实、赤小豆、红枣、黑枣、无花果、罗汉果、圆肉、莲子、百合、薏米、人参、当归等

以脂肪为主的食物：油类、坚果类			
种类	随意	适量	尽量避免
油类坚果类		植物油如花生油、豆油、菜子油、玉米油；坚果类	动物油脂如猪油、鸡油、牛油、棕榈油、椰子油；油；肥胖患者避免坚果类

调味品和饮品			
种类	随意	适量	尽量避免
调味品	姜、葱、蒜、果皮、胡椒、醋	豆豉、酱油、盐、茄汁、味精鸡粉、生粉、沙拉酱、果汁、鲜叶荠式、阿斯巴甜（氨基酸糖）、糖精	甜酱、砂糖、海鲜酱、蜜糖、蚝油酱、花生酱、蚝油、柱侯酱、酸梅酱
饮品	清水、茶汤、柠檬水		各式啤酒、米酒及烈酒、汽水、蔬菜汁、肥腻肉汤及忌廉汤

血糖生成指数表：小于55为低				
低脂奶粉11.9	冻豆腐 22.3	番茄54	大米稀69	大米饭 83.2
瓜子 17	牛奶27	甜玉米（煮）55	全麦面包 69	糯米饭 87
大豆18	大麦粒（煮）25	麸55	胡萝卜71	白面头 88.1
扁豆 18.5	黑米 42.3	荞麦面条59.3	南瓜75	

糖尿病食物宜忌

2. 糖尿病喝什么：糖友别怕喝水，可适度喝粗粮粥

许多糖尿病患者担心饮得越多，尿得越多，尿糖就会越多，常常不敢多饮水。其实，多饮水，对糖尿病患者有很多好处。水占人体的65%，饮水有助于体内代谢物或毒物的排泄，还能增加血容量、改善血循环和微循环、降低血黏度、减少糖尿病并发症的形成，从而降低血浆渗透压、预防糖尿病性高渗昏迷和酮症酸中毒。糖友如何判断自己是否脱水？可以参看尿液颜色比色卡。

需要提醒的是，别等到口渴才喝水，因为那时人已经脱水20%。建议每天喝8杯（200mL/杯）水，其中3杯规律性饮水，即养成早起、午休后、睡前分别喝1杯，另外5杯分别在上午和下午饮用。

很多糖尿病患者不敢喝粥，因为粥容易消化，令血糖迅速上升。其实，糖尿病患者可以适度吃粗粮粥，例如养胃的小米粥，可控制血糖血脂的麦片粥、黑米粥、杂粮粥都不错。但要提醒的是，喝燕麦粥最好买纯燕麦自己熬，别买成品粥，因为里面会加糖，如果要买成品粥，最好看看配料，只有"燕麦"一项的最好，以免添加了其他成分。

清淡汤如紫菜蛋花汤、冬瓜豆腐汤、鱼头豆腐汤、西红柿蛋花汤也可以喝。

总的来说，饮品可以分随意喝、适量喝以及禁忌喝三类：

随意喝：白水、淡茶。

适量喝：粗粮粥、豆浆、牛奶、番茄豆腐汤、紫菜冬瓜汤。

禁忌喝：奶饮料、市售橙汁、枸杞淮山红枣汤、啤酒、米酒、酸奶。

此外，老火汤可以喝，但必须限量。

3. 糖尿病怎样补：秋冬进补宜补粗粮、蔬菜、微量元素

中国人常讲："一年最辛苦，秋冬来进补，秋冬一进补，春天能打虎。"但过去秋冬讲进补，是因为低营养饮食、重体力劳动、营养不足，所以秋冬时节要集中用肉食品加参、芪等中药煲汤补养身体。而现在天天吃大鱼大肉、低体力劳动，大补则容易矫枉过正。糖友进补应该补植物性食物如粗粮、蔬菜，也可在医生指导下补充B族维生素、钙、铁、维生素C等。

要控制血糖，糖友还应该记住十六个字，即"调整心态，积极治疗，平衡膳食，加强锻炼"。

郭姣：
走出糖尿病防治四大误区

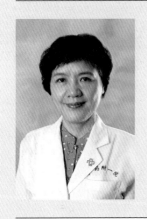

专家简介

  郭姣，主任医师，博士生导师，广东药科大学校长，国家中医药领军人才"岐黄学者"，国家卫生计生突出贡献中青年专家。

  关于糖尿病，很多读者有不少疑问：糖尿病就是尿糖高或血糖高？没有多饮、多食、多尿、体重下降的"三多一少"典型症状就没有糖尿病？确诊糖尿病后，是不是就不能吃含糖、胆固醇食品？

  实际上，糖尿病不仅是血糖或尿糖高，而且是一种渐进性、隐匿性、全身性疾病。如何科学、规范地对糖尿病进行综合防治？记住三个重要原则：早期预防与后期治疗同样重要，生活方式与药物治疗同样重要，自我管理与专业治疗同样重要。

误区1：糖尿病就是尿糖高或者血糖高

  糖尿病不仅是血糖或尿糖高，而且是一种渐进性、隐匿性、全身性疾病，需要进行科学、规范的综合防治。糖尿病是一组由多病因引起胰岛素分泌和（或）作用缺陷，形成以慢性高血糖为特征的代谢性疾病，包括碳水化合物、脂肪、蛋白质等多项代谢紊乱。它可引起人体多系统的损害，导致眼、肾、神经、心脏、血管等组织器官慢性进行性病变、功能减退及衰竭。

糖尿病患者还常合并有高血脂、高血压。我带领的团队在2009年对316例高脂血症患者调查发现，高脂血症合并糖尿病、高血压等其他疾病的占84.2%。而一项对全国10家医院近10年、针对3469例2型糖尿病住院患者的统计表明，糖尿病神经病变占51.5%，高血压占41.8%，肾脏并发症占39.7%，视网膜并发症占31.5%，冠心病占25.1%，脑血管病占17.3%。病情严重或应激时，患者甚至可发生急性严重代谢紊乱，如糖尿病酮症酸中毒、高渗高血糖综合征。

误区2：没"三多一少"症状就没糖尿病

多饮、多食、多尿、体重下降只是糖尿病的典型症状，其实许多2型糖尿病患者症状并不明显。糖尿病的诊断要根据血糖检测结果来定，符合以下条件即可确诊断：具有糖尿病症状，随机血糖水平≥11.1mmol/L；或加上空腹血糖水平≥7.0mmol/L；或加上口服糖耐量2小时血糖水平≥11.1mmol/L。

因为糖尿病为隐匿性、渐进性、全身性、多系统、终身性疾病，所以早期预防与后期治疗同样重要。早期预防的目标，一是未病先防，对糖尿病前期或易患人群进行生活方式干预等，防止或延缓糖尿病的发生；二是已病防变，对已确诊糖尿病患者进行规范化的治疗，防止或延缓糖尿病并发症的发生，提高生活质量。

建议具有下列任何一个及以上的糖尿病危险因素者均需要及早筛查：

（1）年龄≥40岁。

（2）具有糖调节受损史。

（3）超重（BMI≥24）或肥胖（BMI≥28）和/或中心型肥胖（男性腰围≥90cm，女性腰围≥85cm）。

（4）静坐生活方式。

（5）一级亲属中有2型糖尿病家族史。

（6）有巨大儿（出生体重≥4kg）生产史或妊娠糖尿病史的妇女。

（7）高血压［收缩压≥140mmHg和（或）舒张压≥90mmHg］或正在接受降压治疗。

（8）血脂异常（HDL-C≤0.91mmol/L、TG≥2.22mmol/L）或正在接受调脂治疗。

（9）动脉粥样硬化性心脑血管疾病患者。

（10）有一过性类固醇糖尿病病史者。

（11）多囊卵巢综合征患者。

（12）长期接受抗精神病药物和（或）抗抑郁症药物治疗的患者。

误区3：糖尿病患者血糖降得越低越好

糖尿病患者常伴有自主神经功能障碍，影响机体对低血糖的反馈调节能力，增加了发生严重低血糖的风险。同时，低血糖也可能诱发或加重患者自主神经功能障碍，形成恶性循环。严重时还可能引起脑中风，诱发心绞痛、心力衰竭及心肌梗死等，加剧原有的视网膜病变。还有研究表明，老年2型糖尿病患者的低血糖会增加患痴呆症风险。

造成糖尿病低血糖的原因有以下几方面：胰岛素或促胰岛素分泌类药物用量过大；未按时进食或进食过少；运动量过大，或是酒精摄入尤其是空腹饮酒等。

总之，血糖不是降得越低越好，而是应控制在合适范围内，并在降糖同时警惕低血糖的发生。

血糖范围如何控制才合理？建议一般以空腹血糖4.4～7.0mmol/L，非空腹血糖<10.0mmol/L为宜。对非糖尿病患者来说，低血糖症的诊断标准为空腹血糖<2.8mmol/L。而接受药物治疗的糖尿病患者只要血糖水平<3.9mmol/L就属低血糖范畴。

误区4：不能吃含糖、胆固醇食品

糖供应了人体活动70%的能量，是脑唯一能量来源。糖主要有单糖、双糖和多糖。单糖（葡萄糖、果糖等）在水果中含量丰富，甜度大，吸收快，食后能迅速进入血液，尽量少吃。双糖（蔗糖、麦芽糖等）食后也很快进入血液，也要少吃。多糖大多以淀粉、食物纤维形式存在于食物中，消化吸收缓，有利于保持血糖平稳，可适量吃。

糖尿病患者该选择吃哪些蔬果？

（1）升糖指数低的蔬菜如黄瓜、西红柿、青菜、芹菜等；水果如柚子、猕猴桃、草莓等。

（2）每百克糖含量在5g以下的有西红柿、黄瓜、菜瓜等，又富含维生素，适合糖尿病患者食用，可予推广。

（3）每百克含糖量在10g以下的有青梅、西瓜、甜瓜、橙、葡萄、桃、枇杷、菠萝、草莓等，糖尿病患者可以选用。

（4）每百克含糖量在11～20g的水果有香蕉、石榴、柚、橘、苹果、梨、荔枝、芒果等，得小心选用。

（5）每百克含糖量超过20克的有枣，特别是干枣、蜜枣、柿饼、葡萄干、杏干、桂圆等，其含糖量甚高，应尽量少用。

有的患者觉得高胆固醇食物也不能吃。胆固醇是细胞膜的重要组成成分，也是合成性激素、皮质激素等的原料。胆固醇主要来自人体自身的合成，食物中的胆固醇是次要补充，仅占20%，吸收率只有30%。每人每日从食物中摄取胆固醇200mg才可满足身体需要，大约相当于1个鸡蛋中的胆固醇含量或3～4个鸡蛋的胆固醇吸收量。糖尿病早期的患者一天吃1个鸡蛋是没有问题的，到了中期隔天吃1个鸡蛋也问题不大。当然胆固醇不仅在鸡蛋里有，很多肉食中也有，要把这些因素都考虑进去综合控制。

怕得糖尿病，妙招来帮您

1. 生活方式干预六年，风险降四成

糖尿病是慢性非传染性疾病，与生活方式密切相关。规范的药物治疗很重要，生活方式干预同样重要。世界卫生组织报告指出，慢性非传染性疾病成因，其中生活方式占50%～55%，环境因素占20%～25%，遗传因素占15%～20%，医疗生活占10%～15%。中国糖尿病学会研究显示，采用生活方式干预6年可使未来14年的2型糖尿病累计发生风险下降43%。

2. 饮食：别把食品当药品吃

糖尿病防治策略讲究"管住嘴"，所以"怎么吃"的问题最为糖友所关心。中医认为淮山可以"健脾祛湿"，但如果天天吃，则过犹

不及。不能把药品当食品吃，也不能把食品当药品吃。

糖友总的饮食原则是合理配餐、少量多餐、高纤维饮食、清淡饮食、戒烟限酒、控制总热量。饮食要因时制宜，吃当季蔬菜水果。例如秋天吃梨，可润燥，时令蔬菜水果可帮助我们实现阴阳平衡。

糖友吃饭要计算好热能。在成人休息状态下，全天从膳食中摄取的热能，每千克体重需要25～30千卡热量，其中碳水化合物占50%～60%，约165g；蛋白质占10%～20%，约60g；脂肪占20%～25%，约33g。在进食时间上，应尽量固定，与药物时间配合好。

3. 睡眠：22：00—2：00要睡好

有些糖友睡得不太好。睡眠不是"睡得越深越久越好"。有些人睡觉打呼噜，有可能与上呼吸道异物或血脂高有关。睡眠时间不足，会增加肥胖发生的风险，时间过长则会使糖尿病风险增加3倍。由于人体生长激素分泌的高峰是在晚上10时到凌晨2时，且在睡眠中合成，因此，糖友一定要争取晚上10时到凌晨2时睡好。

4. 运动：最好选择中等强度

糖尿病防治口诀提倡"迈开腿"。糖友运动不要空腹时进行，避免发生低血糖反应。同时，最好选择中等强度的运动，如慢跑、骑自行车等。运动时要注意保护双脚，经常检查有无损伤，预防糖尿病足的出现。运动中的心率保持在最大心率的50%～70%为宜，最大心率计算公式为（男性）205-年龄，（女性）220-年龄。

要想降血糖，自我管理很关键

经常有糖友问："血糖达标就不用吃那么多药了吧？"还有一

些糖友会自行停药，或者看病友吃什么降糖药效果好，就跟风去买。这是错误的。糖尿病病机复杂，药效影响因素众多，和个体年龄、性别、体重、并发症等情况有关。自行减量、停药或模仿其他糖尿病患者用药会造成高血糖卷土重来，导致病情恶化。

有时候，血糖达标，但是体内的代谢情况尚未改善，自觉症状消失，并不意味着痊愈。糖友要在医生指导下进行规范化治疗，切勿自行减量或停药。

糖尿病治疗应该从确诊时立即开始。当无法达到目标的糖化血红蛋白水平时，其他药物必须在基础治疗的基础上加用。

在此提醒，糖尿病治疗强调患者"自我管理"。糖尿病作为一种终身性疾病，患者自我管理能力也是病情控制能否成功的关键。

根据《中国2型糖尿病防治指南》，糖尿病患者通过加强自我行为的管理能够提高其遵医行为约10%，从而能够使得患者糖化血红蛋白降低约0.1%。英国前瞻性糖尿病研究（UKPDS）结果显示，经过6个月的糖尿病教育，干预组血糖明显下降，且糖化血红蛋白下降较对照组多0.32%。

要实现自我管理，糖友要科学、正确认识糖尿病，选对医生，遵循医嘱，找到再好的医生，不遵医嘱也是不行的。

糖友的近期目标是消除症状和防止出现急性代谢并发症，远期目标是预防慢性并发症、提高生活质量和延长寿命。

希望每一名糖友都能做到每天保持7~8个小时的睡眠、有规律的早餐、少食多餐、不吸烟、不饮或饮少量低度酒，控制体重，规律锻炼和因人而异的运动量，每年至少体检1次。美国加州大学公共健康系布莱斯诺博士的观点认为，超过55岁的人，如果能按上述6~7种生活习惯生活，将比仅仅遵循3种或更少者长寿7~10年。

肖海鹏，叶艳彬：

高尿酸血症　三成惹上痛风

专家简介

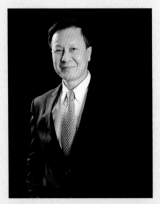

肖海鹏，教授，中国医师协会内分泌代谢科分会副会长，中山大学附属第一医院院长。

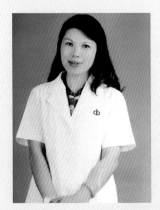

叶艳彬，中山大学附属第一医院营养科副主任医师。

　　红肉海鲜吃得欢，尿酸水平节节高。如今，随着生活水平的提高，越来越多的人在体检单上看到了"高尿酸血症"的字眼。其中的一些人因脚指头红肿热痛、大小关节变形、肾功能受损、结石等，饱受痛风折磨，有些身强力壮的中青年痛风患者痛得甚至上不了班。

　　尿酸高是"富贵病""现代生活病"的一种。除可引起关节痛、痛风石、关节畸形外，还可能引起痛风性肾病，在老年患者中还可引发和加剧高血压、心血管疾病。对中青年"痛风"患者来说，及早开展饮食和生活干预，按照医嘱规范用药，可以延缓病情进展，减轻危害。

痛风前兆：血尿酸超过饱和浓度，脚指头红热痛

在肥胖人群不断扩大的同时，高尿酸的人越来越多，中青年患者比例逐年增长。高尿酸血症可被称作痛风前期，大约1/3的患者最终会进展为痛风。所说的尿酸高，是尿酸在人体血液中的浓度超过尿酸的饱和浓度7mg/dL（约相当于400μmol/L）。

过于饱和的尿酸会以尿酸盐结晶的方式析出，沉积在各个关节，从而引发痛风。九成的患者首先感觉到脚指头红热肿痛，好发于第一个脚趾（第一跖趾关节）。为什么痛风好发于脚趾呢？因为肢体末梢的血液循环较差，血液pH值偏酸性，尿酸溶解度下降，局部温度较低，尿酸盐容易析出并在局部沉积。如果体内尿酸浓度居高不下，痛风会反复发作。

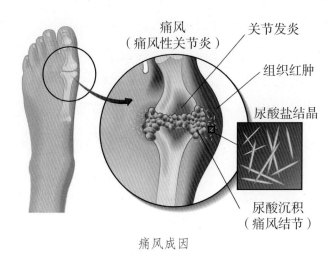

痛风成因

痛风高发年龄：30岁男性三成中招，女性闭经后发生率高

调查发现，近年来高尿酸血症的发生率有逐年上升的趋势。男性20～60岁所有年龄段均出现了增加的倾向。以日本为例，30岁男性的高尿酸血症发生率达到了30%。

女性患者往往是绝经后50岁左右才出现尿酸高。因为女性有雌激素，能够促进尿酸的排泄，所以生育期的妇女很少会有痛风问题，除非有特殊病因。男性患者则不同，有些人30岁不到就发病，与进食过多导致的肥胖有关。

高尿酸血症：会使五大疾病更容易发作

高尿酸血症之所以令人闻之色变，与它能引发五大疾病有关。

首先是痛风关节炎。痛风关节炎是由于尿酸盐沉积于关节引起的炎症。严重时，患者手指、脚趾等部位可长出淡黄色疙瘩，也就是痛风结节。当血清尿酸值超过7.0mg/dl时，随着尿酸值的升高，痛风关节炎的发病风险随之增高。高尿酸血症持续时间越长，尿酸值越高，痛风结节越容易发生。急性痛风发作好发于第一跖趾关节、踝关节、足背等部位。

其次是肾功能损害。血清尿酸值与慢性肾脏疾病的发生和进展有关系。对于一般人群，高尿酸血症是肾功能不全的危险因素。尤其对于IgA肾病，高尿酸血症可能会影响患者的预后。

再次是肾结石（尿路结石）。肾结石的危险因素有三个：尿量过少、高尿酸尿和酸性尿。高尿酸血症会增加肾结石的发生频率。用促进尿酸排泄药降尿酸、嘌呤摄取过多及酸性尿等，也会促进肾结石的

形成。

第四是高血压、心血管病。研究显示，在具有不良生活习惯的人群中，心血管疾病与高尿酸往往同时出现。血清尿酸值是高血压发生的独立危险因素，而且能帮助预测脑卒中的发生与再发和判断心功能不全患者的治疗效果。

第五是代谢综合征，包括糖尿病等。代谢综合征的发生率随着血清尿酸值的升高而增加，其周边症状包括高尿酸血症。门诊经常可以见到痛风患者同时患有代谢综合征。高胰岛素血症还会促使肾小管内尿酸的重吸收增多以及内脏脂肪的蓄积，从而促使尿酸值增加。

手术时机：痛风石引发感染畸形才手术

治疗高尿酸血症和痛风的意义在于，通过消除沉积于体内组织内的尿酸盐结晶，改善尿酸盐沉积症的症状。对于合并有肥胖、高血压、糖代谢异常等疾病的患者，需要改变生活习惯。此外，降尿酸还可以改善心血管疾病高危风险患者的预后。

痛风治疗药物包括非甾体抗炎药物（止痛药）、促进尿酸排泄药物和抑制尿酸合成药物等。如果血清尿酸值超过7mg/dL就要进行干预。降到6mg/dL也就是360μmol/L时，就不容易形成痛风发作。

也有部分患者需要将血清尿酸值降到5mg/dL（300μmol/L），特别是合并尿酸性肾结石的患者，以减少对肾脏的损害。

有一些患者肢体关节出现了痛风石，并由于痛风石压迫神经导致感染或者是关节畸形，这时就要通过手术缓解疼痛。如果痛风石比较"老实"，患者只是为了外观美观而想动手术取石，必要性就不大，而且痛风石手术治疗局部切口因炎症和血管受累及，比较难愈合，如非确实需要，不宜随便手术。使用药物将尿酸降到5mg/dL，尿酸石也会缩小甚至消失。

需要强调的是，想降尿酸，光吃药不行，还需要改变不良生活习惯，包括坚持正确的饮食疗法，限制含嘌呤多的食物。大约20%的尿酸是由于摄入的嘌呤而合成的。同时，高尿酸血症患者要限制饮酒，减肥，适当运动。还要强调的是，高尿酸血症以及痛风患者要严格执行医嘱，按时服药。

痛风病饮食控制七原则

尿酸增高，喝水吃饭也成了让人发愁的事。尿酸高的话，吃鸡肉不如吃鸭肉，吃牛肉好过吃猪肉。痛风患者要管住嘴，鸡蛋和牛奶因嘌呤含量低，是痛风发作时的安全食品。

尿酸高以及痛风患者要遵循七条饮食控制原则。

（1）限制含嘌呤多的食物摄入，每日嘌呤摄入量在急性发作期小于150mg，在缓解期小于400mg。

（2）大量饮水，每日超过2000mL。

（3）多摄入含碱性的植物性食物，如蔬菜、水果等。

（4）蛋白质来源首选含嘌呤低的食物，如牛奶、鸡蛋等。

（5）调节饮食及运动强度以维持体重在正常范围。

（6）肥胖者应适当减肥，但别求速瘦，因为快速的减肥可造成大量的酮体产生，反而抑制尿酸排出。

（7）高脂血症者限制脂肪的摄入。

吃肉不喝汤，减少嘌呤摄入

广东人爱喝的"老火靓汤"和年轻人偏爱的海鲜，因嘌呤含量高，可诱发痛风，因此应忌口。

常见食物按嘌呤含量，大致可分为三类。

1. 第一类食物（嘌呤含量小于50mg/100g）

谷薯类：大米、小米、米粉、糯米、大麦、小麦、荞麦、富强粉、面粉、通心粉、挂面、面条、面包、馒头、麦片、白薯、马铃薯、芋头。

蔬菜类：白菜、卷心菜、芥菜、芹菜、青菜叶、空心菜、芥蓝菜、茼蒿、韭菜、黄瓜、苦瓜、冬瓜、南瓜、丝瓜、西葫芦、菜花、茄子、豆芽菜、青椒、萝卜、胡萝卜、洋葱、番茄、莴苣、泡菜、咸菜、葱姜蒜、荸荠。

水果类：橙、橘、苹果、梨子、桃、西瓜、哈密瓜、香蕉、果冻、果干、果酱。

蛋乳类：鸡蛋、鸭蛋、皮蛋、牛奶、奶粉、芝士、酸奶、炼乳。

其他：猪血、猪皮、海参、海蜇皮、海藻、红枣、葡萄干、木耳、蜂蜜、枸杞、茶、咖啡、碳酸氢钠（小苏打）、巧克力、可可、油脂（限量使用）。

2. 第二类食物（嘌呤含量50～150mg/100g）

杂粮类：米糠、麦麸、麦胚、粗粮、绿豆、红豆、豌豆、花豆、菜豆、豆腐干、豆腐、青豆、黑豆。

肉类：猪肉、牛肉、小牛肉、羊肉、鸡肉、兔肉、鸭、鹅、鸽、火鸡、火腿、牛舌。

鱼虾蟹类：鳝鱼、鳗鱼、鲤鱼、草鱼、鳕鱼、鲑鱼（三文鱼）、黑鲳鱼、大比目鱼、梭鱼、鱼丸、虾、龙虾、乌贼、螃蟹。

其他：瓜子、杏仁、栗子、莲子、花生、核桃仁、花生酱、鲜蘑菇、芦笋、鲜豌豆、昆布、四季豆、菠菜。

3. 第三类食物（嘌呤含量为150～1000mg/100g）

动物内脏类：肝、肚、肾、小肠、脑、胰脏。

鱼以及贝壳类：白带鱼、白鲳鱼、沙丁鱼、凤尾鱼、鲢鱼、鲱鱼、鲭鱼、小鱼干、牡蛎、蛤蜊。

汤类：浓肉汁、浓鸡汤及肉汤、火锅汤。

根据痛风病情轻重，患者可按以下原则制定食谱：急性期选择第一类食物，患者每天喝的液体总量不少于3000mL。

缓解期要禁吃第三类食物，限量选用第二类食物，自由选择第一类食物。

烹调方法对食物中嘌呤有影响，如肉类煮沸后，只吃肉，不喝汤，这样可以减少嘌呤的摄入。

痛风缓解期，食谱这样定

早餐：脱脂牛奶250mL，面包100g。

午餐：米饭（大米100g），西红柿炒鸡蛋（鸡蛋60g，西红柿100克），炒白菜150g。

下午加餐：水果一个（150g）。

晚餐：米饭（米100g），鸡丝炒芹菜（鸡肉80g，芹菜100g）或炒菜心150g，全天用油20g。

本食谱，全天总供能1800千卡，总嘌呤含量225mg，适合中等身材的痛风缓解期患者采用。

痛风防治Q&A

问：蜂蜜是低嘌呤食品，但是据说蜂蜜里的果糖对痛风患者不好，痛风还能否吃蜂蜜？

答：摄入大量果糖确实会促进尿酸合成，但少量摄入不会影响，水果也可以适量吃。

问：长期喝苏打水，能够治疗痛风吗？

答：苏打水主要成分为碳酸氢钠，有一定效果，但是要真正达到碱化尿液的目的，每天喝2000mL的苏打水是不够的，远远达不到一天3次、每次1g小苏打片所摄入的量。想知道自己的尿液有没有达到碱化，可以用pH试纸测，如果pH值在6.5～7.0范围内，可以促进尿酸溶解，减少尿酸性肾结石的形成。需要注意的是，小苏打可增加身体的钠负荷，容易加重高血压，不主张长期使用。可采用枸橼酸钾碱化尿液，还能减少肾结石形成的风险，但伴有肾功能不全患者慎用，以免加重高钾血症。

问：以前痛风发作我都是吃布洛芬片来止痛，但是自从得了胃溃疡后我就不太敢吃了，现在痛风发作时应该吃什么药？另外我平时都吃别嘌醇和小苏打来控制尿酸，但听说别嘌醇会过敏，导致剥落性皮炎甚至致命？

答：布洛芬片这一类药物属于非选择性非甾体类抗炎药，胃肠道副作用相对比较明显，可以同时加用质子泵抑制剂如奥美拉唑来保护胃黏膜。新一代选择性非甾体类抗炎药如塞来昔布或依托考昔则消化道副作用较小，可无需加用胃药，但选择性非甾体类抗炎药有加重血栓危险性。

别嘌醇过敏只是对某种基因类型的人，假如你曾经吃过没有过敏，一般以后也不过敏。如果服用别嘌醇后出现皮肤瘙痒、皮疹，需要及时停药并就诊。降尿酸方案应该在医生指导下应用，因为医生能比较全面权衡利弊。

问：我除了高尿酸，还有高血压，要吃降压药，会不会导致尿酸升高？

答：高血压药中，只有利尿剂类会导致尿酸升高，而氯沙坦在降血压的同时有轻微降尿酸的功能，在选择降压药时可以留意。降甘油三酯的非诺贝特也有轻微降尿酸的功能，但是这些药物不足以代替降尿酸药。

问：我有高尿酸，医生叫我停吃阿司匹林，这是为什么？

答：阿司匹林会导致尿酸升高。如果本身有心脏病，每天100mg的阿司匹林建议不要停，因为相比之下心脏更重要，或者换用氢氯吡格雷代替阿司匹林。

问：喝青木瓜煲的水可以降尿酸吗？

答：这些民间的说法没有科学依据。其实只要多喝水、多排尿，就对降尿酸有好处，每天饮水量建议达到2000mL。

问：我的儿子年纪轻轻就痛风了，吃了别嘌醇、止痛片还是痛，怎么办？

答：假如痛风发作时用非甾体类抗炎药还是止不住，可配合使用秋水仙碱，但秋水仙碱控制痛风发作的剂量往往有腹泻等副作用，已经比较少用于急性痛风的病情控制，多用于预防复发。可以考虑短时间使用糖皮质激素治疗，还可以采用对抗白介素-1的生物制剂。病情急性发作后，应该强调长期服药控制高尿酸血症，才能从根本上预防痛风发作。

王深明，李晓曦：
甲状腺结节良性居多，不要过度治疗

专家简介

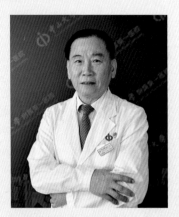

王深明，教授，中山大学附属第一医院原院长、血管甲状腺乳腺外科首席专家。

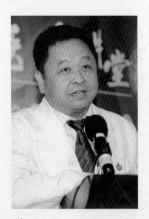

李晓曦，教授，中山大学附属第一医院血管甲状腺乳腺外科主任医师。

　　甲状腺对人体非常重要。它能贮存大量的激素并利用碘合成甲状腺激素从而加速人体热量生成，调节生长发育以及组织分化。

　　可如今，"甲状腺结节"却成为体检报告中的"高频词"，患者遇到医生便问"要不要开刀？"其实，体检查出甲状腺结节，并非都要"一切了之"，结节为恶性肿瘤的比例很低，有许多人带着甲状腺结节活了一辈子。

每百人有18.6个患甲状腺结节，广东高发结节性甲状腺肿

作为人体最大的内分泌器官，成年人的甲状腺重20～40g，不过，在外表上既看不见，也难以为普通人触及。

常见的甲状腺疾病可分为五大类，一是在我国南方尤其是广东最常见的结节性甲状腺肿，二是甲状腺功能亢进症（即"甲亢"），三是在我国北方常见的甲状腺瘤，四是甲状腺癌症，五是易被大众忽视的甲状腺炎。

常见的甲状腺疾病中，甲状腺肿、甲状腺结节、甲状腺炎和甲状腺癌，都是甲状腺形态、结构发生了改变。而甲状腺功能亢进症（甲亢）和甲状腺功能减退症（甲减），则都属于甲状腺功能的改变。

目前，全世界范围内大约有7.5亿人患有甲状腺疾病。2013年，中华医学会发布了社区居民甲状腺疾病流行病学调查报告。这项调查在2009年启动，抽样调查了京、蓉、穗等10个城市15181名20岁以上居民。结果显示，中国甲状腺疾病患者众多：甲亢患病率为1.3%，甲减患病率为6.5%，甲状腺结节患病率更高达18.6%，但其中只有5%～15%的结节属于恶性。权威专家估计，中国的甲状腺疾病患者人数远超过糖尿病患者。

根据广州市疾控中心发布的数据，甲状腺癌已成为广州增长速度最快的癌症，到2011年发病率已高达十万分之10.53，比2004年增长超过1.3倍。相比之下，八年前，欧美女性的甲状腺癌发病率为十万分之3.8，男性略低。

甲状腺结节怎么诊断

1. 甲状腺结节首诊，不建议做CT

评估甲状腺结节是良性还是恶性，医生首先会询问患者的临床表现，结节生长快、声音改变、吞咽或呼吸困难、结节固定、颈淋巴结肿大等情况，往往预示着恶性的可能性较高。

其次，医生会认真地进行触诊，根据甲状腺的大小、结节大小、质地、活动度以及周围淋巴结的情况做出临床判断，然后往往需要做影像学检查。B超对甲状腺结节的诊断有重要的意义，无创而准确、经济。我们不主张患者在首诊就选择CT、MRI等高端检查手段，一来价格昂贵，二来并不会比B超看得更清楚。对一般的甲状腺良性结节，CT、MRI为医生提供的信息不会比B超更多，如需要判断胸骨后甲状腺肿、恶性结节侵犯程度以及有无淋巴结转移等情况时，则可使用CT、MRI等检查。

此外，患者还需要进行血液检查测定甲状腺功能。许多人以为，抽血时查"甲状腺功能三项"（总T3、总T4、Tsh），能够证明甲状腺是否出问题。只查"甲功三项"是不够的，还得加上抗甲状腺抗体（如抗甲状腺球蛋白抗体和抗甲状腺过氧化酶抗体）和甲状腺球蛋白。抗甲状腺抗体对诊断甲状腺炎和甲亢有一定意义，甲状腺球蛋白对判断结节有无恶变也有一定作用。

做过以上检查，医生可以初步判断甲状腺结节的性质、是否原发性、有无合并甲亢等。当怀疑甲状腺癌时，则需要进一步的检查。如果B超检查发现结节有沙粒样钙化，就应该警惕，相当比例的这类钙化结节很大可能属于恶性。假如结节周围血供丰富，也需要小心。良性结节和早期甲状腺癌的活动度比较好，而局部晚期的恶性结节往往

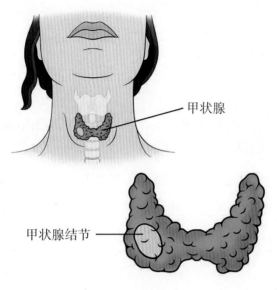

甲状腺

甲状腺结节

甲状腺结节

因为侵犯周围组织而固定。

2. 穿刺活检也会"闹乌龙"

假如医生判断甲状腺结节的恶性可能性很大，会建议患者做穿刺活检或手术切除活检，这样患者会面临穿刺活检或手术的选择。目前甲状腺癌诊断的金标准，是进行针穿细胞等检查。穿刺活检有细针和粗针穿刺：细针穿刺创伤少，但取得的组织也相对少，有时会因组织不够而不能做出细胞学诊断，有一定的假阴性率；粗针穿刺一次可以取得较多样本，但创伤较大。尽管穿刺都在B超引导下做，但仍常因肿瘤太小如微小癌而取不到，出现假阴性结果。

如穿刺活检发现是恶性的，还是要开刀，这样患者要经受穿刺和手术两次痛苦。而且穿刺有"假阴性"的可能，有患者穿刺结果显示为"阴性"，过两个月发现结节增大，只好手术切除，病理结果显示为恶性结节。因此，当医生临床判断结节恶性的可能性很高时，常常会建议直接予以切除，并进行术中快速冰冻切片病理检查。甲状腺结节切除不是大手术，尤其是对于早期甲状腺癌患者来说，手术效果很好。

走出甲状腺疾病认知误区

1. 误区一：甲状腺结节都要切

在广东，结节性甲状腺肿是最常见的甲状腺疾病。门诊遇到的甲状腺结节患者，大多是在体检中发现的。需要提醒的是，发现甲状腺结节大可不必太担心。很多甲状腺结节患者，终身不需要做手术，甚至终身都没有症状，很多人在不知情的情况下带着甲状腺结节活了一辈子。

甲状腺结节以良性居多，不是所有甲状腺结节都要切除，经过医生鉴别，需要做手术的甲状腺结节只是少数。国外研究显示，超过五成的人一生中可患甲状腺结节。即使是甲状腺癌也不是都危险。尸检发现，有许多人本身患有微小甲状腺癌，却死于其他疾病。在甲状腺癌中，甲状腺乳头状癌特别是微小癌的恶性程度相对较低，进展缓慢，手术后五年生存率高达90%。

多数良性甲状腺结节无需特殊治疗，只需要每半年到一年定期随访。只有少数情况下可以考虑手术治疗，比如结节导致局部压迫症状，如压迫到呼吸道、食道，合并了甲亢，结节进行性生长、有恶变倾向，患者思想顾虑过重以致影响正常生活等。

良性甲状腺结节的手术原则是，在彻底切除甲状腺结节的同时尽量保留正常甲状腺组织。由于切除了部分或全部甲状腺组织，术后有可能发生不同程度的甲状腺功能减退，所以术后就应该开始使用甲状腺素替代治疗，服药多久因人而异，并且应定期监测甲状腺功能。

手术后随访是需要耐心的。有的患者没有定期随访，自己停药、不吃药，几年后才复查，各项指标变得很混乱。所以决定手术前要考虑好，因为术后的随访是"躲不掉"的。

2. 误区二：得了甲状腺病，一律要戒碘

很多人认为，甲状腺有问题就应该少吃碘或者不吃碘，这实际上是一种误解。甲状腺素需要碘和蛋白质合成，甲状腺疾病除了甲亢需要戒碘以外，其他患者都不需要戒碘，而是要保证碘的摄入，但是不要过量。

研究发现，摄入碘少和摄入碘多的地区，甲状腺癌发病率同样都会比较高。也有报告说碘摄入和甲状腺癌没有关系，所以说目前还未有定论。地面上碘的含量与海拔高度、水的流通程度均成反比，因此，高山地区的碘含量少于平原地区，流水通畅地区少于滞水地区。广东也属于相对缺碘的地区，人们仍需要补碘。

3. 误区三：做CT照X光，甲状腺吃不消

在甲状腺癌的诱发因素中，放射线的作用不能不提。甲状腺对放射线比较敏感，苏联的切尔诺贝利核事故发生10年后，附近地区的甲状腺癌发病率增加了7～10倍。而对于"使用电脑会不会得甲状腺癌"的问题，则无须忧虑，目前没有证据证明，使用电脑等家庭电器会增加患癌风险。

有人也忧虑"做CT、照X光、做胸透会不会有风险"，实际上，这些放射性的检查所采用的剂量是安全的，但如果频繁做这些检查，还是要注意保护甲状腺，放射和介入科的医师在工作中就要注意带保护甲状腺的防辐射护具。

甲状腺疾病防治Q&A

问：甲亢完全好了饮食要注意什么？有什么忌口？如何防复发？是否影响生育？

答：当甲亢经过规范的治疗后，无论是内科药物治疗、外科手术治疗还是放射性同位素治疗，在不再使用药物的前提下，患者的临床症状消失，各项实验室检查指标正常时才是"甲亢完全好了"。这时可以如同正常人一样生活，无论是饮食还是生育。甲亢在治疗结束后，有一定的复发率。应该向负责和帮助你治疗的医生询问，定期复查，或在出现从前临床症状时，及时到医院复诊。

问：甲状腺癌术后饮食要注意哪些？含碘食物可否吃？

答：甲状腺癌手术是甲状腺癌综合治疗的第一步，多数患者可能还要在一定的时期内服用甲状腺制剂，例如优甲乐，进行替代治疗，或者促甲状腺激素抑制治疗。有小部分的甲状腺癌患者可能还要接受放射性同位素治疗，在放射性同位素治疗前两周，要求禁用含碘的食物，如海鲜。除此之外，都应该进食适量的含碘食物。

问：三次B超结果显示：①甲状腺肿物，考虑甲状腺瘤。②双叶结节性甲状腺肿。③结节性甲状腺肿与甲状腺肿物。请问是否意义一样？

答：关于甲状腺腺瘤，或者是结节性甲状腺肿的诊断应该是病理医生在检验以后才能够得出的诊断。三次B超检查发现的甲状腺结节，都是偏向良性，意义是差不多的。

问：甲状腺肿多大才要手术？保守治疗要吃什么药？时间多长？

答：甲状腺肿，或者甲状腺结节的大小，不是判断是否需要进行甲状腺手术治疗的重要指标。甲状腺结节的良恶性、是否引起相应的症状、是否伴随甲状腺功能的改变等因素更加重要。采用外科手术以外的治疗手段，目前很难实现将甲状腺结节完全消除的目的。

问：我今年78岁，30年前甲状腺左侧滤泡状腺瘤切除，上月ECT检查提示甲状腺右叶凉结节，甲状腺右叶增大，双侧叶多发结节。请问什么是"凉结节"？是良性还是恶性？怎样治疗？凉结节与冷结节、温结节如何区别？

答：30年前接受过甲状腺手术，现在检查发现甲状腺结节者并不少见。用放射性同位素进行甲状腺扫描后，核医学科医生根据放射性元素在甲状腺结节浓聚的多寡，与结节周围的组织进行对比，将甲状腺结节描述为热、温、凉、冷等多种形式，这与甲状腺结节摄取放射性同位素的能力有关，与甲状腺结节良恶性的关联会少一些。当然，实质性的冷结节有一定比例为恶性结节。

问：甲亢已经八年，一直服药，现在检测T3、T4正常，TSH仍然低，治疗的效果如何？

答：指标说明治疗仍未达标，要继续治疗。值得注意的是，抗甲状腺药物都有一定的副作用，如肝功能的损害和白细胞数降低，不宜长期服用，如长期服药不愈，应考虑手术或同位素治疗。

问：甲亢会不会引起乳腺、月经等妇科问题？

答：有可能。因为甲状腺激素是人体内分泌系统中的一种基础激素，当甲状腺激素分泌紊乱时，会影响到其他功能。

问：患甲亢9年，TSH正常。去年生下宝宝后，宝宝曾有段时间甲状腺指标不正常，不知道他以后患甲状腺疾病的概率有多大？

答：这个不好评估，但是甲状腺指标曾经不正常，需要定期监测是一定的。

问：为何手术后还要进行同位素治疗？

答：不是全部患者术后都要进行同位素治疗。一般是比较严重的甲状腺癌患者或者手术中无法把肿瘤切干净的患者才需要使用同位素作为补充治疗。

问：我患有"甲减"，长期服用左甲状腺素钠片，会否对身体有影响？

答：长期服用左甲状腺素钠片药物，对心脏、骨骼会有一定的影响，但是对于甲减患者来说，两害相权取其轻，治疗甲减是首要的。

问：甲状腺癌手术后患了抑郁症，和术后服用的药物有无关系？

答：术后服药是左甲状腺素替代治疗，对人体是有兴奋作用的，不会引起抑郁。

第五章

**呼吸好，消化好，
身体棒，人不老**

郑则广：
学会这套呼吸康复操，每年能省万元

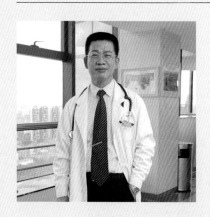

专家简介

    郑则广，教授，广州医科大学附属第一医院/广州呼吸健康研究院主任医师。

慢阻肺的治疗，非药物治疗可以达到和药物治疗同样的效果。有些呼吸康复训练甚至躺着就能完成，不受时间、空间的限制。不过，非药物治疗也不能替代药物治疗，非药物治疗需要建立在医生对患者全面评估的基础上制订出个体化的方案。

呼吸再困难也要坚持运动

慢阻肺患者即使呼吸再困难，也要坚持运动。研究表明，一个健康成年人如果5周不活动，臀肌、大腿和小腿肌肉萎缩2%~12%，肌力下降20%~22%，也会造成一定程度的骨质疏松。健康人5周不运动肌肉尚且萎缩这么多，慢阻肺病人再下降这么多，恐怕走路都会变得困难。

很多患者不知道运动对于呼吸功能的康复有作用，甚至因为动辄呼吸困难产生运动焦虑。建议家人要鼓励患者动起来，像提醒吃饭一样提醒患者去运动。只有身体动起来，肌肉力量和肌力才会增加，呼吸困难才能得到缓解。

慢阻肺患者如果病情控制不好，因急性加重住一次院通常要花1.5万～2.5万元。其实很多康复运动在家就能完成。对于可以自理的患者，有多种运动方式可以选择：床上脚踏车、功率踏车、跑步机、原地踏步、步行、慢跑、太极拳、游泳、呼吸操。呼吸困难的患者可以戴上无创呼吸机运动。

即使是高龄体弱的慢阻肺患者，学会下面这套全身运动康复方法——卧位呼吸康复操，每天分多次在家做练习，也有助减少因慢阻肺急性加重而住院治疗的风险，每年能省万元。

卧位呼吸康复操

① 鼓腹。

动作：患者将腹部尽量鼓起，然后快速吸鼻和耸肩，随后放松呼气。

功效：快速吸鼻和耸肩可以锻炼膈肌、胸锁乳突肌等辅助吸气肌肉，在我们呼吸困难时会辅助吸气。此外，还可通过缩腹锻炼腹横肌。

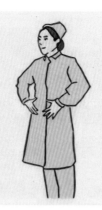

②腹部放置沙袋类重物。

动作：在腹部放置沙袋或米袋类重物，重物重量根据患者体力量力而行，2.5～5kg都可。鼓腹时将沙袋顶至最高，尽可能保持该姿势，随后放松呼吸。每天做三四次，每次做15～30分钟为宜。

功效：提高呼吸肌肉的锻炼效果。

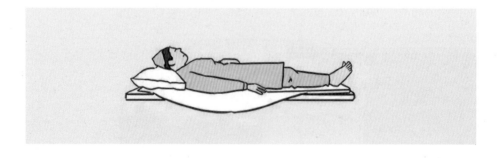

③负重抬腿。

动作：躺在床上，在下肢固定重物，腿伸直后向上抬起，抬得越高越好。如果患者力气不够，刚开始抬腿训练时也可不绑重物。每天抬了多高，记录下来。等到抬得越来越高，力气够了，可以另加重物。

功效：锻炼腹肌。

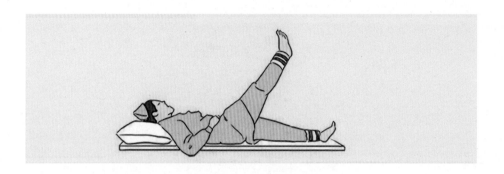

④吹纸条。

动作：将纸条放于面前，吸气后，把纸条吹至飘起来。吹起时，把一只手放在腹部，能感觉到腹部的紧张。如果感受不到腹部的紧张，则表明吹得不够。

功效：锻炼腹肌。

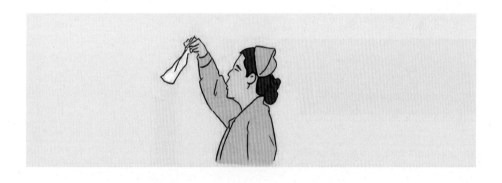

⑤呼吸康复排痰阀。

动作：做吹纸条动作时，将纸条放在呼吸康复排痰阀的出气口处，可以看到纸条随吹气而飘起来。吹阀期间，手放在腹部可感受到腹部肌肉紧张。

功效：提高腹肌锻炼效果。

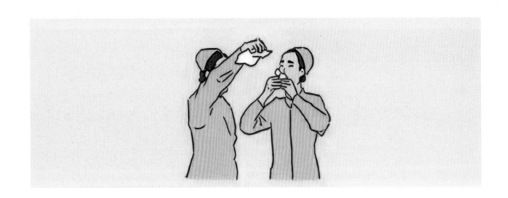

⑥拉伸起坐。

动作：患者双手拉住床边，利用上肢力量将上半身拉起至坐直，维持片刻，然后再次躺平，重复动作。如果没有床沿，可以在床头绑两根绳子。力量足够大的患者可以做快些，力量小的就做慢些。如果出现气喘，可以休息。

功效：锻炼腹肌。

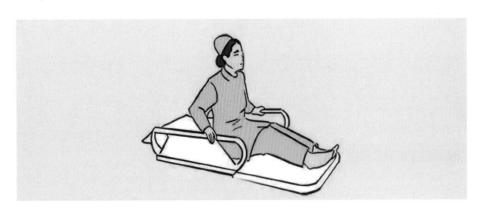

⑦桥式运动。

动作：患者保持仰卧位，膝关节屈曲，双脚底平踏在床面上，用力使臀部离开床面，肩关节着床，臀部离床高度以10～15cm为宜，然后再次重复。

功效：锻炼腰背肌肉。

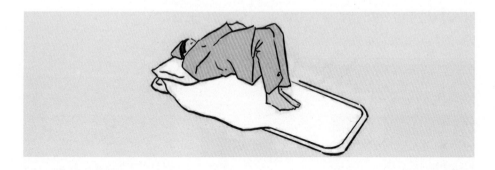

⑧空中踩车。

动作：选择平卧位，屈膝抬高下肢，上半身保持不动，两小腿在空中交替做踩自行车的动作，做到脚踩不动为止。

功效：锻炼腹肌。

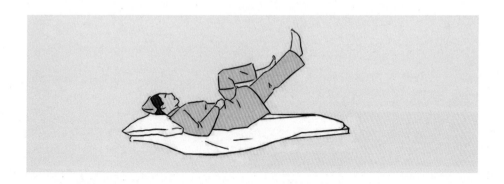

这套卧位康复操每天做3遍，每个动作做15～20次。完成时间不限，中间可休息。

文卫平，柴丽萍，徐睿：
三成鼻咽炎，或因心病生

专家简介

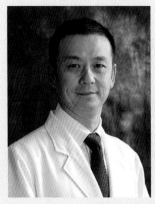 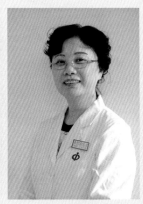 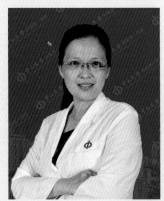

文卫平，中山大学附属第六医院院长，中山大学附属第一医院副院长、耳鼻咽喉科医院院长。

柴丽萍，中山大学附属第一医院耳鼻咽喉科医院咽喉科教授。

徐睿，中山大学附属第一医院耳鼻咽喉科医院变态反应专科主任。

　　尘螨、花粉、霉菌、化妆品、冷空气，总有一款"过敏原"让你鼻水长流，喷嚏难断。

　　咽痛、咽干、咽痒、干咳、异物感，总有一个症状让人常年咽喉"着火"，讲话不爽。

　　鼻、咽是人体重要的感觉器官，遍布着敏感的神经末梢，容易因受到外界不良刺激的影响而发炎。由于所处位置特殊，鼻、咽炎症会令患者感到头痛，继而担心大脑功能受到影响，情绪上更容易受到影响。

那么，过敏性鼻炎和慢性咽炎有何防治之道？

对于鼻、咽疾病的五大常见疑问

对鼻、咽疾病，人们存在五种常见疑问。

1. 疑问一：鼻子不舒服，只有一边通，怎么办？

鼻甲即鼻腔外侧壁，是划分鼻腔空间的"墙壁"，从上而下分为上鼻甲、中鼻甲和下鼻甲。鼻甲表面结构是"身段柔软"的血窦，可在三叉神经末梢的调节下膨胀、收缩，调节着鼻腔空间的大小。

正常状况下，鼻甲有生理周期的概念。在血窦的调节作用下，两侧鼻甲会以一至三个小时为周期，出现有规律的交替性"肿胀"，"肿胀"一侧的鼻孔就会让人觉得"不通"。因此，可能一个小时内这边鼻孔通，到下一个小时另外一边鼻孔通。大家不要有意地摁一个鼻孔来试另一侧鼻子通不通，一定是有一边不通的，遇到这种情况，不要担心得了病。

2. 疑问二：做鼻腔手术会变成"空鼻症"？

"空鼻症"经常引发人们对鼻腔手术的恐惧。这个问题在学术上存在争议。当作鼻腔肿瘤手术的时候，由于治疗的需要，切除鼻甲等结构，有少数患者会出现鼻甲部分缺失或萎缩性鼻炎，导致鼻腔很空，持续感到不舒服。有些医生就将其命名为"空鼻症"。但也有许多患者术后没有痛苦症状，或者能够耐受这种不适。医生就不会下"空鼻症"的诊断，没必要给患者贴标签，额外增加心理负担。

3. 疑问三：得了过敏性鼻炎，是因为体质差？

过敏性鼻炎的患者多具有过敏性体质。免疫系统一旦失衡，某一部分过于敏感，容易对某种物质产生"过度反应"，也就会导致过敏疾病，但这并不代表你的身体差。

4. 疑问四：慢性扁桃体炎或腺样体肥大，要不要切？

腺样体和扁桃体在体内发挥着免疫作用，但是作用没有人们想象中那么大。腺样体又称"咽扁桃体"，位于鼻咽顶后壁移行处，出生后即存在，在成长发育过程中出现生理性肥大，5~6岁时它开始增大，7~8岁最大，一般8岁后开始萎缩。当腺样体和扁桃体经常发炎、有病变时，需要权衡是切掉对孩子好还是保留对孩子好。如果反复发炎化脓、引发发烧，那么该切除时还是需要切。腺样体扁桃体肥大影响了呼吸及吞咽，导致睡眠呼吸暂停或通气不足、频繁的反复发炎等情况，需手术切除。

5. 疑问五：患者自觉很辛苦，医生常说"没问题"？

门诊上经常有患者很辛苦，也很焦虑，医生检查完后告诉患者，"没那么严重"。很多患者会认为"医生你在忽悠我吧"。

其实，一方面，不能排除医生对你检查不够仔细，或者是漏掉某些检查没有做，在这种情况下，觉得医生经验不够，检查不到位，可以提出来，也可以到其他的医院看看。

另一方面，如果多个医生都说"没问题"，你要反思，是不是自己过于敏感了？耳鼻咽喉的不适，有时是焦虑症等心理疾病的表现之一。当你放轻松时，症状依然很严重，不要忌讳看心理科的医生。临床上，不少患者转诊到心理科治疗后，耳鼻咽喉的症状便好转了。

过敏性鼻炎的防治

在中国，一项对全国13个省或自治区和4个直辖市的508名耳鼻咽喉科医师的问卷调查显示，过敏性鼻炎已经成为目前我国耳鼻咽喉科门诊患者求诊的主要疾病：各地耳鼻咽喉科门诊患者中平均有两成都是看过敏性鼻炎的，在门诊鼻炎患者中比例达35%。实际上，由于过敏性鼻炎容易被患者认为是"小事"而不去就诊的大有人在。

但是，不要以为过敏性鼻炎就真的是"小事"。

长期鼻腔堵塞可以导致和加重鼻窦炎，导致鼻息肉产生。腺样体肥大合并过敏性鼻炎的儿童患者，鼻涕往后倒流，反复刺激鼻腔后面的腺样体，加上感染等因素又会导致腺样体更加肥大。

鼻耳相通，长期过敏性鼻炎也可导致咽鼓管功能异常，进一步引起中耳炎，也可能往下走引起咽炎、喉炎、支气管炎、过敏性哮喘。由于鼻子堵塞、供氧不足，可能导致注意力下降、天天昏昏沉沉或头痛，更重要的是，如果长期供氧不足，会导致人体重要脏器出现病变。

1. 避免接触过敏原是防治过敏性鼻炎的最有效方法

保持家居清洁，特别是绒面沙发、床垫等地方；尽量不要摆放洋娃娃；不要抽烟或让小孩吸入烟雾；花粉季节尽量不要外出；不要饲养宠物或不要让它们进入寝室。

尘螨是最常见的引起过敏性鼻炎的过敏原，但基本不可能完全避免接触。使用适当的对症药物治疗可以缓解病情，但只可减轻病症，一旦停用，症状易再次出现。对于这类症状反复发作、药物控制不佳的过敏性鼻炎患者，可以考虑采用特异性免疫治疗，目前认为免疫治疗是唯一可能通过免疫调节机制改变过敏性鼻炎自然进程的治疗方式。

2. 鼻炎治疗：药物只能减轻症状，忌长期用

在实际生活中，完全避免接触过敏原，基本不可能。使用适当的对症药物治疗可缓解病情，比如糖皮质激素类药物，以鼻用喷雾为主。另外还有抗组胺药物、白三烯受体拮抗剂、色酮类药物、减充血剂、抗胆碱能药物等。若症状严重、反复需要口服糖皮质激素类，只能短期使用。

对于症状反复发作、药物控制不佳的过敏性鼻炎患者，可以考虑采用特异性免疫治疗。目前认为，免疫治疗是唯一可能通过免疫调节机制改变过敏性鼻炎自然进程的治疗方式。

鼻腔冲洗能改善过敏性鼻炎患者的鼻部症状，减少下气道炎症的概率，但不是根本性治疗。

药物或免疫治疗无效或不愿接受药物治疗的过敏性鼻炎患者，可考虑微创外科内镜下翼管神经切断术治疗，但有一定的副作用，长期效果还需要大量数据支持。

慢性咽炎：很多全身疾病也会让咽部受连累

得了慢性咽炎，有人经常觉得"咽痛"，大多在喝水或进食时能够减轻；有人咽喉有异物感，但异物好像在咽部滑来滑去，位置不固定；有人频繁干咳清嗓；有人经常咳嗽咳痰；有人常觉得咽痒、颈部有紧缩感，穿不了高领衣；有的人觉得咽部如放火，灼热感、梗阻感难消。

导致慢性咽炎的因素有很多，从局部来看，急性炎症反复发作转变为慢性炎症，慢性鼻-鼻窦炎等临近部位的慢性炎症的影响，烟

酒、化学物质、辛辣物质的刺激，以及不正确的发声方式都会导致慢性咽炎。

全身疾病也会引发咽部不适。易疲劳、失眠、压力大、饮食不规律的亚健康人群，或患有抑郁症的人群因情绪易波动、敏感、忧虑心重，对机体不适会有放大感，致其对咽部的不适格外敏感。内分泌疾病也会引发咽炎，例如甲状腺功能低下引起的黏膜下组织黏液水肿，会祸及咽部。更年期因性激素水平下降，咽部黏膜也会出现松弛及干燥的状态。贫血者黏膜水肿、易疲劳、抵抗力下降，也是诱发咽炎的因素。

厘清慢性咽炎三误区

1. 误区一：切除咽后壁的淋巴滤泡来治疗慢性咽炎？不建议！

尽管现在网上有宣传激光、等离子等方法做"微创"，但由于滤泡的大小是身体需要的大小，做掉它可能会再长，假如做得深又会有疤痕，带来咽干、肌肉牵扯感等，会感到不舒服。

建议慢性咽炎患者可以练习发声：慢深吸气、慢呼吸说话，减少咽部疲劳。由于慢性咽炎不是细菌感染，因此使用抗生素治疗慢性咽炎也不可取。

2. 误区二：慢性咽炎会恶变成癌症？会加重肾炎？

可以很明确地告诉大家，慢性咽炎不会恶变成癌症。

恶性肿瘤的早期症状和慢性咽炎相似，但不是慢性咽炎恶变的结果。有的肾炎患者担心慢性咽炎会加重肾炎，其实，肾炎和慢性咽炎没有绝对的关系，只是和链球菌类细菌感染的扁桃体炎或咽炎有关系，而且有的治疗慢性咽炎药物是会加重肾的损伤的。还有的患者为了求根治，找"神医"、求偏方，这些所谓的草药、中药会对肝肾造成损害。另外，慢性咽炎也不会导致免疫功能下降。

3. 误区三：咳喘憋归咎于慢性咽炎

慢性咽炎会引起咳嗽、憋、喘、打嗝等一系列疾病？不会。打嗝是咽喉反流疾病，不是慢性咽炎引起的。

会引起内分泌失调？内分泌失调会导致慢性咽炎，而不是慢性咽炎引起内分泌失调。

鼻咽炎防治Q&A

问：孩子鼻涕很多，可以用淡盐水洗鼻腔、吃蜂蜜治疗鼻炎吗？

答：要看是流清鼻涕还是脓性鼻涕，才能辨别是过敏性鼻炎还是慢性儿童性鼻窦炎。鼻腔纤毛的摆动需要在自身渗透压下才不会损伤，洗鼻子是可选的治疗方式之一，但是没必要作为像刷牙一样的常规保健方式，而且洗的水要和人体内体液渗透压一样的，才不会对结构造成破坏，比如生理盐水。如果是高渗的盐水，短期用有收敛作用，但长期用可能对纤毛有损害。

问：不同颜色的鼻涕分别提示什么疾病？

答：严格来说看鼻涕颜色辨别是非科学的方式，但是一种经验的总结，一般认为，黄绿色的鼻涕，应该是合并有细菌感染的。如果不是黄绿色的，细菌感染的因素很少。过敏性鼻炎的鼻涕一般是清鼻涕，但有的患者的鼻涕是稍微黏稠的，有可能是过敏性鼻炎合并感冒，或者是过敏性鼻炎合并非感染性鼻窦炎。

问：孩子扁桃体肥大、睡觉打鼾，一直要张口呼吸，是否需要切除扁桃体腺样体？

答：打呼噜很厉害的最好到医院做睡眠监测，看睡眠过程中有无缺氧状态。无呼吸暂停和低通气、无低氧血症者，可先用药物保守治疗，效果不好者，可做手术。有呼吸暂停和低通气，伴有低氧血症者，则需要做手术。另外是否做手术要综合考虑。一是病程，如果病程只有个把月，常常在感冒后发作，用药后效果明显且稳定，用不着手术，用药物可能就解决了。如果症状较重、反复发作，病程超过半年、一年，保守治疗无效，要考虑手术。二是有无到专业医疗机构系统用药治疗过，有的炎症引起的系统治疗后没问题了，也不需要手术。三是有无其他合并症。比如有中耳炎以及龅牙、嘴唇外翻等腺样体面容，也应该考虑手术。怀疑有"病灶扁桃体"时，可做扁桃体切除。怀疑有"病灶扁桃体"时，可做扁桃体切除。

问：慢性咽炎把咽喉片当口香糖吃，会不会有害？

答：可以偶尔含一下，含时加点水。不建议经常含喉片。喉片刺激口水短期过度分泌，而且含喉片时容易不由自主地去吸，喉咙更易干燥、疲劳而不适。个人认为陈皮冲温水喝更好。

问：叩齿、吞口水能否缓解慢性咽炎？

答：叩齿不要过分，尤其是牙釉质已经丢失较多的老年患者。而不断吞口水会促进唾液腺分泌，但唾液腺过度分泌会让人不舒服。

问：糠酸莫米松鼻喷雾剂可以长期使用吗？会不会有副作用？

答：糠酸莫米松鼻喷雾剂是一种糖皮质激素，美国的说明书是2

岁及以上能用，在中国是3岁及3岁以上可以使用。有的患者用到3个月到半年，但是使用过程中，要根据患者症状的减轻来慢慢减量，比如每天每个鼻孔两喷，可以根据症状缓解程度改成每次一喷或者隔天喷。糠酸莫米松的生物利用度很低，但还是要经过人体内脏来代谢，建议症状控制得较好的可以停药。

问：多大的孩子可以开始做免疫治疗？免疫治疗有什么副作用和禁忌证？

答：5岁以上的过敏性鼻炎患者就可以做免疫治疗。目前还没发现太大副作用。但严重哮喘患者不建议马上做脱敏治疗，等到哮喘控制得很好、肺功能指标达到脱敏治疗的要求，可以开始。目前国内常用的是舌下和皮下两种免疫治疗。如果是两年治疗，口服费用六七千元，针剂1.5万～1.6万元。如果效果好最好能坚持治疗三年。口服的有效率现在可达60%～70%。

侯金林，郭亚兵，陈金军：
每天一万步，赶走脂肪肝

专家简介

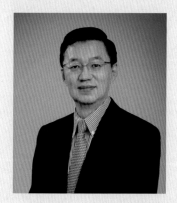 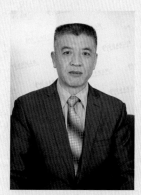 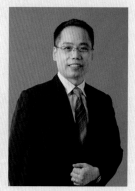

侯金林，主任医师，博士生导师，南方医科大学南方医院感染内科主任，中华医学会全国感染性疾病学会副主任委员，亚太地区肝病学会执行委员。

郭亚兵，主任医师，南方医院肝脏肿瘤中心主任。

陈金军，教授，主任医师，南方医科大学南方医院感染内科副主任。

　　肝脏就像"忍者神龟"，很多"痛苦"默默忍受，然后疾病静悄悄地发生了。等到肝脏出现症状时通常为时已晚，因此要及早建立肝脏管理概念，及早预防和发现肝脏疾病。

早发现，肿瘤能被探针"烧"死

肝脏是沉默的、安静的器官，肝脏疾病是累积的疾病。肝脏老化慢再生快，但很多人一辈子都在折腾自己的肝脏，用病毒伤害它，用酒去泡它，还有药物性损害，就像零存整取，时间长了肝脏就出大问题了。现在很多人都说自己是吃货，结果吃鱼生把肝吸虫吃进了肚子，吃肥肉把体重吃超重了，脂肪占了肝脏的一大半，如果肝脏是一个房子，等于房子里存了一半破烂，影响肝功能。

广东的肝脏疾病防治工作任务很重。广东省10个人有1个人有乙肝，5个人有1个"肥肝"。众所周知，乙肝容易引发肝硬化，进一步发展到肝癌，因此要把乙肝患者中有潜在危险引发肝硬化的人找出来，及早发现、及早治疗能改变肝疾病人的命运。肝癌早期及时发现后，清除肿瘤的工作是一个小手术，肝癌肿瘤能被探针"烧"死，术后病人当天就能出院。但如果不定期检查，等到出现肝脏疼痛就是大肿瘤了，到了晚期，甚至连肝移植也难以医治。

根据医院一年对住院肝癌病人的统计，来治疗的早期肝癌病人只占总数5%，二期和三期病人分别为46%和44%，令人痛惜。

说明病人要成为自我管理者，光靠医生是不够的，要懂得护肝检查，按自己的身体状况定时体检。

癌变前，关键是控制肝脏病变

肝炎患者要定期检查，进行规范的抗病毒治疗，阻止肝硬化发展，减少病毒因素致癌。"B超+纤维化检测"可及早发现肝硬化，而"B超+AFP（甲胎蛋白）检查"可及早发现肝癌，需要每半年检查

1次。

在肝脏癌变之前，每一步都能有效预防或阻断癌变的过程。例如在肝炎进展到肝硬化之前，有很多肝炎是不活动的，患者无论是大三阳或小三阳，医生可以根据情况选择方案，通过一年，甚至三五年时间完全阻断肝炎向肝硬化的发展。即使患者发现较晚，已出现肝硬化，还可以进行规范的抗病毒治疗，阻止肝硬化发展，降低病毒因素致癌的风险，而这时患者还要通过定期监测来及早发现肝癌。

高危者：男性年过40体检要查肝

人到40岁以上每年必须做一次体检。每年做一次体检就相当于吃一顿饭，这顿饭就相当于保健身体，没事最好，有事早治，花最少的钱办最大的事，起到最大的效果，不过国人常常有一种心理，好像检查没事钱就白花了，这是人们保健意识的缺失。

肝癌"偏爱"哪些人？从流行病学来看，男性比女性容易得肝癌，尤其是40岁以上的男性要提高警惕，其中曾有乙肝感染的，有肝癌家族史的人群要高度重视。得了慢性肝炎却没有控制好病情的人士也会有患癌高风险。他建议患者可以根据自身状况参加自测评分，达到高危人群的一定要给予警惕，定期参加体检。

警惕：15%的脂肪肝患者进展为肝硬化

随着年龄增长，不少中年男士逐渐出现啤酒肚脂肪肝，就是人们俗称的"肥肝"。我们对脂肪肝不能掉以轻心。

脂肪肝一样会发生肝炎，有了肝炎，就有机会得肝硬化，有了肝硬化就有机会得肝癌。根据陈金军对体检人群的调查，脂肪肝患者占到了22.6%，平均每五人就有一个。而这些脂肪肝患者中，有33.9%的人肝酶升高。

在常规体检中，缺乏对GGT的检测，导致人们对脂肪性肝炎防范不足。陈金军指出，即使转氨酶不高，如果一年内体重暴增10斤，经常酗酒或肠道感染都容易让脂肪肝转变为肝炎。

脂肪性肝炎虽然可逆，但临床也发现，15%的脂肪肝患者可在5～25年内进展为不可逆的肝硬化。和"乙肝—肝硬化—肝癌"三部曲相比，"脂肪肝-肝硬化-肝癌"跳的是"慢三步"舞，但也有部分患者略过肝硬化，两步就"蹦"到了肝癌阶段。

建议：脂肪肝患者最好每天走一万步

脂肪肝引发的肝硬化与乙肝引发的肝硬化，症状不同。乙肝患者到了肝硬化阶段，一眼就能看出来，脸黑人瘦。而脂肪肝患者出现肝硬化后，面色依旧红润，肥胖肚子大。一般来说，脂肪肝进展成肝硬化较慢，平均年龄是58岁。以英国为例，约三成肝癌患者是从脂肪肝发展而来。

脂肪肝患者得的肝癌，"个头"比乙肝患者的肝癌更大，而且患者往往到老年进展为肝癌。得肝癌之后，能存活一年的人只有18%。13%的脂肪肝患者有高血糖，且得糖尿病的机会比普通人增加3～5倍。此外，由于血脂高，脂肪肝患者发生心脑血管的风险也较高，得慢性肾脏病的风险也是普通人的2到6倍。

不少人觉得肝脏出现了炎症需要休息，可脂肪性肝炎却不能坐下休息，而是要通过注意饮食、加强运动等手段，减少脂肪的摄入，消耗并排出肝脏中多余的脂肪。对于肥胖人群，每周需要250分钟的运动量，对于一般的脂肪肝患者，最好也能保证一天一万步的运动量。除了运动，更重要的是管住自己的嘴，对高热量、高糖、高油食品坚决说"不"。他表示，自己举双手赞成老人家跳广场舞，只要不扰民就行。因为跳舞能够保证运动量，既有利关节，也有助消化，脂肪肝也会被减轻。

肝病防治Q&A

问：母亲健康，父亲转氨酶是阳性，出生的小孩会健康吗？大三阳母亲能否喂养小孩？

答：如果母亲健康，父亲转氨酶是阳性，出生的小孩应该在规定时间内尽快注射乙肝疫苗和免疫球蛋白，这样在双重免疫下能阻断父婴传播。对于大三阳母亲的母乳喂养问题，郭亚兵说，乙肝主要通过血液传播，母乳中的病毒含量远低于血中的病毒含量，一般来说，吃饭喝水都不会传染乙肝，除非嘴巴内有溃疡。孩子生下来后如果注射了乙肝疫苗和免疫球蛋白，孩子得乙肝的风险很低，因此也推荐母乳喂养，如果孩子口腔出现溃疡，这种情况下可以临时中断母乳，等孩子口腔溃疡好了再继续喂养。

问：保肝护肝上，饮食需要注意哪些方面？

答：要根据肝病病因和肝脏健康状况来调整饮食方案。"得了肝病，不可以吃牛肉"的说法是错误的，乙肝、丙肝等病毒性肝炎进展到肝硬化阶段时，应该补充足够的蛋白质，鸡蛋、牛奶、肉类，因为肝硬化患者要促使肝细胞重新长回来，需要保证足够的营养。脂肪肝患者则要少吃主食，少吃肥肉、不喝"老火汤"。脂肪肝患者要注意多补充水分，建议每天喝2000毫升水，五十岁到六十岁的患者喝　四瓶矿泉水即可，六十岁以上患者略少于这个量。酒精肝患者的当务之急是戒酒。

问：慢性肝病抗病毒治疗，什么时候可以停药？

答：慢性肝病患者需要在专科医生指导下进行抗病毒治疗，切忌自行停药。"大三阳"病人至少要在e抗原发生血清学转换，也就是出现e抗体至少两年后，经医生同意再考虑停药。

问：我有一次住院时意外发现自己得过肝炎，但当时没有感觉，请问是否有什么影响？我女儿6岁体检时查出是肝炎病毒携带者，现在转氨酶比较高，需要注意些什么？

答：肝炎分为甲乙丙丁戊等多种，如果得的是急性甲肝，过后没有多大影响。根据你的描述，我估计应该是乙肝，如果变成不活动的携带者，也就是所谓的"小三阳"，如果每半年检查一次B超，结果正常，不需要特殊检查和治疗，但乙肝患者今后得肝癌的机会比起健康人要多一点。由于你女儿已出现转氨酶升高，建议尽快到专科就诊。

问：肝囊肿会不会变成肝癌？

答：肝囊肿是良性病变，不会变成肝癌。如果肝囊肿较小，一般没事，大的囊肿如影响到肝功能，则需要治疗。

吴斌，郭云蔚，陶金：
聚焦肝病"天问"，
肝炎患者需重视肝硬化风险

专家简介

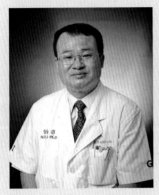 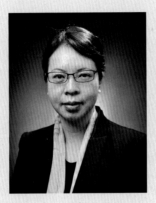 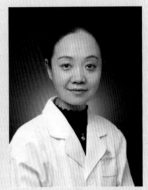

吴斌，教授，中山大学附属第三医院副院长、消化内科主任。

郭云蔚，中山大学附属第三医院消化内科主任医师。

陶金，中山大学附属第三医院消化内科副主任医师。

肝炎能不能治好？吃动物肝脏，能否"以形补形"？得了肝炎一定要戒酒吗？这些几乎被每个肝病患者问到的问题，俗称"肝病天问"。

肝病"天问"1：吃动物肝脏能补肝？

护肝不成反而伤肝。

中国是肝病大国，广东也是肝病大省，生活中我们总能听到一些"小心肝"的善意提醒。不少人信奉"以形补形"，认为吃动物肝脏可以补肝。

并非如此。事实上，大量吃动物肝脏并不能护肝，反而可能导致脂肪肝。对于已经罹患脂肪肝、病毒性肝炎、酒精性肝病等肝病的患者，更有可能加重病情。

肝病"天问"2："酒精肝"一定要戒酒吗？

戒酒别无选择！不主张"断崖式"戒酒。

"酒精肝"该怎么治？戒酒是治疗酒精性肝病的关键。戒酒是必须的，别无选择。"酒精肝"患者戒酒不应该是"一个人的战斗"，而应该全家上阵。患者家属对患者不要一味批评，也要对戒酒的决心和表现予以适度鼓励和表扬。在戒酒的策略方面，不建议"断崖式戒酒"，应该逐渐减量戒酒。

如果仅为酒精性脂肪肝，戒酒4～6周后脂肪肝就能停止进展，最终可恢复正常肝脏。即使目前肝功能正常，含有酒精的饮料、食物，毋庸置疑也会增加肝脏的负担，因此不主张吃酒酿、喝红酒。

肝病"天问"3：脂肪肝是胖人的"专利"？

瘦人也有可能得！脂肪肝与胖瘦没有绝对关系。

正常人肝总脂肪量约占肝重的5%，如果脂肪量超过5%则为脂肪肝。脂肪肝是仅次于病毒性肝炎的第二位常见肝病。

脂肪肝跟胖瘦并不是绝对相关的，有些人很瘦，肝脏脂肪含量也可能超标，与基因有很大关系。

药物在脂肪肝的治疗中只能起到辅助作用，管住嘴、多动腿才是关键。但也不要进入误区，视肉类为禁忌，碰也不敢碰，控制淀粉的摄入才是关键。减重速度不宜过快。每月减重如果大于5kg，可能诱发或加剧脂肪性肝炎、肝纤维化等。体重减轻以每周0.5~1kg为宜。

肝病"天问"4：肝病患者要少运动?

运动很重要，方式方法须慎选。

肝病患者注定与运动无缘了吗？恰恰相反！适当运动是改善脂肪肝的重要措施。但在运动项目的选择上要和患者的年龄、病情及身体承受能力相适应，建议在医师指导下进行。

饭后半小时至一小时再做运动较为合适；运动种类以有氧运动为宜，慢跑、每分钟115~125步的中快速步行、骑自行车、打羽毛球、踢毽子、拍皮球、跳舞、广播体操、跳绳和游泳等都是不错的选择。运动强度也要注意把握，用心率来衡量，运动时心率应大于100次/分钟，但不超过"170-年龄"次/分钟的上限。

运动量的控制方面则要注意，运动时脉搏加快，持续30分钟以上，运动后疲劳感于10~20分钟内消失，虽锻炼后有轻度疲劳感，但精神状态良好、体力充沛、睡眠好、食欲佳，这些都是运动量合适的状况；每周至少运动4次，每次不少于30分钟，可逐渐增加时间至每周不小于200分钟。

肝病"天问"5：得肝癌，一定会经过"肝炎-肝硬化-肝癌"这三部曲？

未必！有些肝癌患者会跳过"肝硬化"。

肝炎、肝硬化、肝癌是著名的"肝病三部曲"，一般会经历30～50年的自然病程。但是，不一定每一个患者会按部就班地"唱"完这"三部曲"。临床经常能看到有些肝炎病毒携带者，没有经历过急性感染期，一直处于慢性肝炎状态。也有一些患者没有发生严重的肝脏炎症，也没有明显的肝硬化，却突然间被诊断出肝癌。

如果患者对肝病予以足够的重视，积极防治，可以实现正常生活。临床发现有些患者觉得治疗效果很好，擅自停止治疗，再来复查时却发现已到肝癌晚期。

肝病"天问"6：得了乙肝一定要做抗病毒治疗？

并不是所有患者都需做抗病毒治疗。

很多患者关心"得了肝炎，究竟能不能治好"。能不能治好，要看是哪种肝炎。

目前，还尚未发现哪种抗病毒药物可以根除乙肝病毒，治愈乙肝。药物的控制可以把乙肝由"活火山"变成"死火山"。越早治疗，越能延缓由肝炎到肝硬化、肝癌的演变进程。

并不是所有的"乙肝"患者都需要抗病毒治疗，要由专业医生综合考量。乙肝的表面抗原呈阳性，只是一个标志物，并不代表疾病的严重程度。严重程度要看肝功能状况、肝脏炎症程度以及乙肝病毒DNA的含量。如果肝功能正常，肝脏炎症和肝纤维化不明显，一般不需要治疗；如果各项指标异常，则要结合患者年龄及肝功能异常的原因等具体情况，考虑保肝降酶或抗病毒治疗。

乙肝患者服用抗病毒治疗药物时，一定要在医生指导下服药，不能自行服药、自行更改药量，更不能擅自停药。擅自停药有时比不吃药后果还严重，会引起乙肝的严重活动，甚至肝衰竭。

乙肝患者做抗病毒治疗常常需要长期服药，原则上服药时间越久越好，根据患者实际情况而定，慢性肝病患者最少服药4年，肝硬化患者需终身服药。

与"乙肝"不同，"丙肝"病毒是可以清除的。所有的丙肝患者都需要进行抗病毒治疗，除非吃不了抗病毒药物。与乙肝需要长期服药不同，丙肝患者服药12～24周即可基本根除病毒。

病毒的清除不等于丙肝"治愈"。早期慢性丙肝患者的肝脏本身组织没有达到严重损害时，丙肝病毒清除就相当于丙肝治愈。但是一旦达到中晚期肝硬化，肝脏损伤就已经进入不可逆阶段，此时丙肝病毒的清除只能延缓病情进展、提高生活质量。所以，越早发现越早治疗，才越有希望完全康复。

腹胀、呕血、黑便？已到肝硬化晚期！

病毒性肝炎、非酒精性脂肪肝、酒精性肝病，成为威胁国民健康的三大肝病，它们均可导致肝硬化。导致肝硬化的因素还有很多，自身免疫性胆汁淤积、药物化学毒物伤肝、遗传代谢性疾病、循环障碍、血吸虫病等，都可能引发肝硬化。

令人痛心的是，很多患者往往到了肝硬化晚期才有就医行为，此时会出现乏力、胃口不好、腹胀、皮肤和眼睛巩膜黄染、鼻和皮肤出

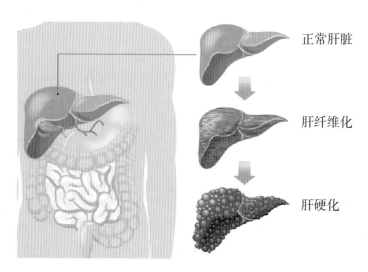

正常肝脏

肝纤维化

肝硬化

肝硬化形成

血、肝腹水、下肢浮肿、脾功能亢进等症状。

早期肝硬化也是有症状可循的。如果发现皮肤出现色素沉着，脸色比以前要黑或者黄，就要警惕了。面色晦暗、肝掌、蜘蛛痣，体检B超显示轻–中度脾大等都是早期症状，应识别并重视这些症状，及时就医。

要预防肝硬化，慢性病毒肝炎应遵照医嘱进行规范的抗病毒治疗，酒精性肝病需要严格戒酒，非酒精性脂肪性肝病则要重视代谢综合征的治疗。切莫抱着侥幸心理，等到肝功能损害不可逆转时才后悔。

提醒：肝硬化患者应定期复诊　注意观察大便

需要强调的是，肝硬化患者一定要定期复诊。曾有患者就诊时病情比较重，大量呕血。经过精心治疗，病情得到有效控制，出院时，医生叮嘱他要按时复查。谁知，患者一出院就"失踪"了。直到两三年后才又回到医院求助，结果一查就是肝癌。

肝硬化要针对病因进行治疗。脂肪肝要进行减重，当体重下降3%～5%就可减轻肝脂肪变，但只有高达10%的体重下降才能改善肝脏炎症坏死程度；必要时还需控制血脂，采用护肝治疗等。

肝炎和肝硬化患者不要自行服药、断药，用药须征得医生同意，一定要按照医生处方的要求服药，服药不当反而会加重肝脏负担和肝功能损伤。

家属要注意观察肝硬化患者腹水、下肢水肿及小便量的情况。平时保持大便通畅，必要时使用乳果糖。如出现发热、腹痛、呕吐等不适，建议及时就医，避免自行服药，贻误治疗。

肝硬化患者还要重视保持心情平和、愉快，这与治疗效果密切相关。家属平时要观察患者神志、性格的变化，及早发现肝性脑病的先兆，以便及时送医治疗。

饮食：肝硬化患者要吃好，少吃粗硬食物

肝硬化患者的饮食，既要保证营养，又要有所节制，及时根据病情的波动而调整。

没有并发症的患者可以进食高热量、优质蛋白、富含维生素、易消化的食物，宜少量多餐。例如鸡蛋、牛奶、瘦肉、新鲜的蔬菜和软质水果如香蕉、猕猴桃等。

但是，一旦血氨升高或出现肝性脑病时，应限制或禁食蛋白质，待病情好转后再逐渐加量，而且应该吃植物蛋白。此时饮食应以清淡为主，如馒头、面条、稀饭，并且保持大便通畅。

肝硬化患者避免进食粗糙、坚硬的食物，例如坚果、煎炸食物

等，以免划破食道胃底曲张的静脉，诱发消化道出血。

有腹水、下肢水肿的患者应坚持"低盐饮食"，通过限制水钠的摄入来减少腹水的形成。一般来说，钠每日限制在500～800mg，水每日限制1000mL左右。不管是哪种病因造成的肝硬化，患者都应该戒烟、戒酒和含酒精的饮料、食物。

护理：肝硬化患者睡觉姿势有讲究

肝硬化患者要保证充足睡眠，生活起居要有规律。代偿期患者可从事较轻的工作，养成规律的生活方式，避免过度劳累，保证充足睡眠，以不感到疲劳为原则。处于失代偿期患者则应多卧床休息，视病情适量活动。卧床可以增加肝脏的血流量，利于受损肝脏的恢复。有并发症患者更要卧床休息或绝对卧床休息。

出现大量腹水的患者，休息时可以取半卧位，使膈肌下降，利于呼吸运动，减轻呼吸困难和心悸。下肢水肿时宜抬高下肢，有利于血液循环，减轻水肿。

肝硬化患者要重视皮肤护理。患者宜穿着宽松、柔软的衣物，保持皮肤的清洁，避免沐浴水温过高及使用有刺激性的皂类或沐浴露，皮肤瘙痒者勿用手抓搔，以免皮肤破损和继发感染。家属要注意帮助患者保持床铺干燥、平整、洁净，对卧床患者勤翻身，以防压疮的发生。

聂玉强，李瑜元，周永健：
养肝护肝，生活细节大有讲究

专家简介

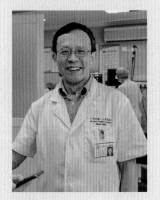 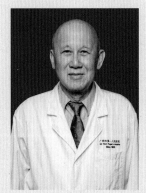 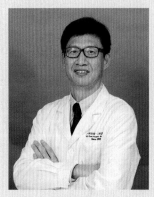

聂玉强，教授，广州市第一人民医院副院长。

李瑜元，广州市第一人民医院消化内科教授。

周永健，广州市第一人民医院消化内科主任医师。

　　如今人们吃得多、吃得好却动得少，摄入的能量过多地变成脂肪，存在肝细胞中，便导致了脂肪肝。

　　预防酒精导致的肝脏损伤，应该戒酒或严格控制饮酒量，保持良好的饮食习惯。如果饮酒不可避免，为使酒精对肝脏的损害降至最低，在饮酒时要注意酒的品种、佐菜合理搭配，切忌空腹饮酒和只喝酒不吃饭。

东方人更多"体瘦肝肥"

脂肪肝非胖人专利，瘦且并不酗酒之人也可能拥有肥肝。这种现象在东方人中更多见，患脂肪肝的瘦人，虽然看得见的外形是瘦的，但其看不见的内脏却因为沉积了较多的脂肪而偏胖。

脂肪肝实际上是一种代谢综合征，高血压、肥胖、高血脂、高血糖都是其危险因素，脂肪肝是一种"温水煮青蛙"的效应，根据我们的追踪，脂肪肝患者短期内死于肝病的不多，患者若死亡，多是由于心血管疾病。目前脂肪肝尚无特效药治疗，防治主要还是要从控制饮食、规律运动等做起。

一次过量饮酒肝损害=一次急性肝炎

饮酒时，摄入体内的乙醇95%以上在肝内分解代谢并氧化为乙醛，乙醛对肝细胞有明显的毒性作用，能使肝脏代谢发生障碍，导致肝细胞变性坏死及纤维化，甚至更为严重的后果。

应酬多的人大多会有这样的体验：前一天晚上喝多了，第二天都觉得非常疲劳。第二天会感到疲劳，其实这时，你的肝脏已经受到伤害了，但往往很少有人意识到问题的严重性，假如再次在短期内饮酒，肝脏会持续不断地受到伤害，导致酒精性肝炎的临床发病。

一次过量饮酒就相当于一次急性肝炎的肝损害。连日过量饮酒对肝脏的伤害则更大，如果因此导致症状明显的酒精性肝炎或肝病复发，即使经过救治很快恢复，但其所造成的肝损害也已无法逆转，多数患者从此便埋下了肝硬化、肝癌的祸根。

据统计，因酒精引起慢性肝病后，5年内有12%～25%的患者会出现肝硬化，而一旦出现肝硬化，5年内发生肝癌和肝衰竭的概率分别为6%～15%和20%～30%，绝对不是"小儿科"。

健康饮酒：每天摄入酒精不超20g

一般而言，慢性病毒性肝炎患者如乙肝或丙肝患者不能饮酒，因为病毒加酒精两种因素会叠加损害肝脏。而有些人觉得，自己平时体检时，肝功能均正常，身体也不错，喝多点也没问题。这种想法非常错误，由于酒精对肝脏的损害非常隐匿，许多人到了临床发现症状时为时已晚。

一半以上东方人体内缺乏分解酒精所必需的一种酵素，因此酒精对肝脏的伤害也更大，是肝病的最大帮凶。尤其是女性，女性体内分解酒精的酶一般不太活跃，酒精代谢较慢，有的女性经常喝酒，可能酶的活力稍微强些，喝酒不太容易醉。但实际上只是身体里一部分酒精分解了，还有一部分累积在体内，损害肝脏。

在节日期间的聚餐交往中，饮酒常常是难以避免的。中华医学会的饮酒指南指出，健康饮酒指每天饮酒量不超过20g酒精，过量饮酒指男性每天饮酒量超过40g酒精，女性超过20g酒精。

人体肝脏每天能代谢的酒精约为每千克体重1克，一个60kg体重的人每天允许摄入的最大酒精量应在60g以下，低于60kg体重者应相应减少，最好掌握在45g左右。换算成各种成品酒应为：60度白酒50g、啤酒1kg、威士忌250mL。红葡萄酒里所含多酚类物质的原花青素，具有抗氧化及软化血管作用，但需要每天1kg的红酒才起效果，建议红酒以每天2～3小杯为佳。

咸鱼香肠腊肉切忌下酒

预防酒精导致的肝脏损伤，就应该戒酒或严格控制饮酒量，保持良好的饮食习惯，适当选吃"食性寒凉"食品，如黄瓜、冬瓜、苦瓜、豆芽等；保持好心情与好体力，选择合适的体育运动。酒量与体力有些关系，有时候出出汗，酒精就可以从皮肤代谢出去。

如果饮酒不可避免，为使酒精对肝脏的损害降至最低，在饮酒时要注意酒的品种、佐菜合理搭配。切忌空腹饮酒和只喝酒不吃饭，饮酒前食用一些肉类或牛奶，可以延缓酒精吸收，减轻其对肝脏的危害。

切忌用咸鱼、香肠、腊肉下酒，因为此类熏腊食品含有大量色素与亚硝胺，与酒精发生反应，对肝脏伤害更大，也更容易发生肝癌。饮酒时的最佳佐菜当推高蛋白、富含蛋氨酸和胆碱及维生素的食品，如新鲜蔬菜、鲜鱼、瘦肉、豆类、蛋类等。

喝酒品种上首选质量上乘的红葡萄酒，不要同时食用汽水或苏打水。有的人喜欢把红酒里加雪碧混着喝，但汽水里的碳酸盐、气泡会加速酒精的吸收，更容易让人醉。

另外，醉酒了，咖啡及浓茶虽有清醒作用，但也可以利尿导致失水，并可加重心脏负担，最好还是喝清水醒酒，加快新陈代谢。

简志祥：
得了胆石症，分清"绿灯""黄灯""红灯"三状态应对

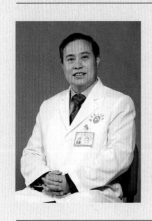

专家简介

简志祥，教授，广东省医师协会外科分会主任委员，广东省人民医院（广东省医学科学院）大外科主任、普通外科主任。

胆石症已经跃居为我国外科第一疾病，发病率达10%且每年在增高。胆石症发作，绞痛让人打滚，还伴有高烧、因肝损伤而黄疸，甚至可能导致要命的急性胰腺炎、胆囊癌、胆管癌、肝癌等。

两三成人可"带石生存"，胆石症成外科第一大病

有胆石不一定发病。一项尸检结果证实，在20%男性、30%女性的体内发现胆结石，因此可能有很多人"带石生存"却终生自己都不知道。

胆结石可不是"善茬"，它会引起胆石症，临床数据证实，胆石

作乱，在美国白种人中，8.6%的人患有胆石症，女性为16.6%；欧洲成人发病率20%；而在我国，胆石症发病率约为10%，且趋势是每年在增加。

中国有句老话是"肝胆相照"，在胆石症上很是贴切——胆石症一旦发作，首先是引起结石所在部位发炎、感染，人的感受就是胆绞痛、发烧、身体和眼睛发黄，黄疸显示开始影响肝功能。更要命的是，胆石症还会导致急性胰腺炎，肝叶萎缩、肝囊肿、胆汁性肝硬化，甚至胆囊癌、胆管癌、肝癌等。

可以说，胆石症已经是发病率最高的疾病之一，最新的统计表明，我国部分大城市胆石症收治率约占普通外科的11.53%，胆石症已经跃升为外科第一疾病。

病因：四大因素易致"胆生石"

胆石症的发病原因至今仍未完全阐明，任何影响胆固醇与胆汁酸浓度比例改变，或任何造成胆汁淤滞的因素，都能导致结石形成，具体来说，主要有四大因素决定你是否胆石症的易患人群：

第一因素：四"F"，流行病学调查显示，四"F"，即女性（Female，女性发病高于男性2.5倍）、四十（Forty）、多次生育（Fertile）、肥胖（Fat，因代谢有障碍）是危险因素。

第二因素：民族与家族，世界上胆石症发病最高的是印第安人，高达48.9%，而由于饮食原因，我国汉族平均发病多于回族，同时，家族史也是危险因素。

第三因素：行为因素，运动量过少是危险因素，饮茶越多发病率越高，空腹时间过长或不吃早餐都可导致发病增多；此外，值得注意的是，少量喝酒可以降低胆石症发病，但量难掌握，且多喝酒就导致胆石症多发。

第四因素：疾病，比如糖尿病尤其是Ⅱ型糖尿病、高血脂血症、肝硬化、胆道寄生虫等。

危害：可致急性胰腺炎或肝胆恶变

胆道系统位于人体右上腹，胆汁生成于肝，经肝内胆管汇集储存在胆囊，胆囊收缩后经胆总管排放入肠道帮助消化。没有胆石、胆石不大，或者胆石不在障碍部位，不影响胆汁纳排，人体就没有感觉。

一般而言，胆石症没有症状，胆囊、肝脏和胰腺没有发炎，胆囊壁、胆总管没有扩张等病变现象，就不要去动胆石了，很多人"带石生存"达十几年，也没事。

不过，胆石症不可小看，它的危害甚大——可引起结石所在部位发炎、感染，这时人体会胆绞痛，程度可至痛不欲生、高烧，甚至身体和眼睛都发生黄疸，可并发危及性命的急性胰腺炎。据统计，我国大约60%的急性胰腺炎属于胆源性，与胆囊结石、胆总管结石有关。胆石症还可影响肝功能，严重者可引起部分的肝叶萎缩、肝脓肿、胆汁性肝硬化等；而胆囊癌、胆管癌、肝癌等恶性肿瘤，也可因结石所在部位组织恶变而导致。

检查：B超可准确揪出胆结石

更让肝胆外科专家头疼的是，胆石症还常常被误诊，往往患者以"肚子疼"到急诊求医，在消化内科、心内科、妇产科、泌尿科、感染科，甚至皮肤科转了一圈，最后才确定是胆石作乱，要在肝胆外科做手术。

其实，如果医患都有胆石症的怀疑，要明确诊断非常简单。首先是看病史，在临床上典型的胆绞痛病史是诊断的重要依据。发现病史，首选B超检查，它的诊断准备率接近100%。CT或MRI也可以显示结石，只是不作为胆石症的常规检查。

要提醒大家注意的是，很多人误以为结石成分是钙，做X检查就可以了，其实只有10%～15%的胆囊结石是含有钙的，这时腹部X线确实可确诊。

自查：胆石症发作多有"三联征"

交给医生检查诊断是一方面，另一方面，患者能根据情况，识别胆绞痛、黄疸和高热"三联征"，初步判断是否胆石症发作，可避免在各科奔波，极大减轻痛苦。

"三联征"之胆绞痛。如果你知道自己有胆石，近期在进食油腻食物、大吃大喝或睡觉时翻身、转体位，出现右上腹部痛或上腹疼痛，就务必小心了。胆绞痛真的很痛，非常人能忍，重者疼痛难忍，痛得打滚，呻吟不止，面色苍白伴大汗，多为间歇性绞痛，也可为持续性痛，疼痛可向右肩或左上背部放射，常伴恶心呕吐。

不过，胆绞痛经常与胃绞痛、肠绞痛、肾绞痛、心绞痛等混淆，可如此分辨：胃绞痛，一般为剑突下或上腹部烧灼样、齿咬性或饥饿性疼痛，进食后可缓解；肠绞痛，常常伴有消化道症状，一般不放射；肾绞痛，可能有小便异常，疼痛向会阴放射；心绞痛，多有高血压病史，情绪激动后出现，发作时间短。

"三联征"之黄疸。当胆石梗阻了胆管，特别是完全梗阻，合并感染时，黄疸会很明显，眼睛、皮肤变黄，而且尿色会变深，同时大便颜色却变浅，有的患者还会出现皮肤瘙痒，也就是胆汁性皮炎。

"三联征"之发热与寒战。胆石症发作，继发感染后，胆管内压升高造成逆行扩散，细菌及毒素进入体循环，会引起全身性感染。约2/3患者出现寒战、高热，可达39～40℃。有的患者此时出现危险的胆道休克，需要紧急手术才能引流胆汁，处理感染。

应对：分清红、绿、黄灯三状态

胆石症可分为"绿灯""黄灯""红灯"三种状态，应对方法各不同。

绿灯通行：无症状的胆囊结石，既往没有胆囊炎发作，胆囊壁不厚；胆总管无扩张、胆总管内泥沙样小结石，没有引起胰腺炎、黄疸等并发症；没有症状，单纯在体检时发现肝内小结石或钙化灶的肝内胆管结石。

应对办法：定期复查，保持良好的生活习惯，有的患者维持超过10年不发作。

黄灯警惕：虽没有"三联征"症状，但心理压力大，影响日常生活，且手术风险不高；胆囊结石超过10年；在边远交通不发达地区、野外工作人员；老年人，有胆囊结石病史，身体一般情况良好。

应对办法：高度警惕可能发作，且发作时只能放弃微创而做紧急手术，可以考虑先择期手术。胆石存在时间过长，还会引起组织癌变。

红灯手术：如果是胆囊结石，结石直径≥3cm；合并需要开腹的手术；伴有胆囊息肉>1cm；胆囊壁增厚；胆囊壁钙化或瓷性胆囊；

儿童胆囊结石；合并糖尿病；有心肺功能障碍等。如果是肝内外胆管结石，已经出现"三联征"；已有并发症的肝内外胆管结石，如肝脓肿、肝萎缩、恶变、反复发作胰腺炎。

应对办法：建议不要拖延，尽快择期手术。

保胆取石？别闹了，易复发！

"身体发肤受之父母"，再加上担心切了胆就坏了身体，很多胆石症发作患者不愿做手术切胆摘石，因此"可否保胆取石"的询问几乎是每个发现胆石的人"第一问"。实际上，国际上早就不提倡"保胆取石"了。

"保胆取石"手术以前用过，但一直伴争议而行，因为大量研究证实，这一做法导致的复发率高达80%以上，却一直没有样本可证实它的疗效优胜过切胆手术，而且会并发胆道、消化道的损伤。

为什么不主张"保胆取石"？首先，无充分证据表明，取石后，已有炎症增生的胆囊黏膜会转为正常，但有大量研究证实胆囊壁毛糙是胆囊结石危险因素，而且其所致的不典型增生、萎缩可能导致癌变发生；其次，已有研究表明，胆固醇结石病隶属代谢综合征范畴，而保胆取石的多项临床研究中，对于患者是否有家族史，血脂、胆固醇代谢等是否存在异常缺乏详细资料。

在国内，保胆取石手术，至今还没有明确的、统一的客观评定胆囊功能的方法标准，有些医院甚至没有做相关术前检查，而且保胆取石的技术还有较多细节问题值得商榷。没有医疗严格规定的适应指征，没有操作公式和诊治规范，所以正规大医院的专家，真的不会贸然建议患者做保胆取石。

一些特殊情况，比如老人胆囊结石导致发炎，身体虚弱又不能马上切除胆囊，那就临时取石、引流胆汁先保命，但消炎后切胆手术还要做。此外，如果胆石症症状不明显，没有家族史，胆囊功能非常好，患者坚决要求保胆取石，也可以考虑手术。

治疗：首选腹腔镜手术

其实，切除胆囊，并不是人们想象的后果很严重。肝脏是人体产生胆汁的器官，肝细胞产生的胆汁由末梢胆管收集后，层层汇集后通过左、右肝管、肝总管储存在胆囊内，当受食物刺激，胆囊收缩将储存的胆汁通过胆总管排入肠道帮助消化。所以胆囊的功能就像银行一样，将工资存起来，当要大量"消费"时，可以一次性取出。

胆囊切除后，短期内胆汁不能一次性大量排放，所以部分患者的大便性状有所改变，但一段时间后，胆总管代偿性增粗代替胆囊的功能。术后几个月，有的患者甚至忘了自己做过手术，生活工作也一切正常。

胆囊切除术是治疗胆囊结石的标准术式，已经有100年历史，而随着医学技术进步，腹腔镜胆囊切除已代替开腹手术成为首选。传统的手术，要切一个15cm的切口，住院时间一般是3～7天，疼痛比较明显，要重新回到工作岗位要六周；传统的腹腔镜手术，3～4个孔，住院时间是1～3天，轻度痛，重新回到工作岗位是5～10天；单孔腹腔镜手术，通过肚脐入路，术后基本看不到疤痕，住院时间1～3天，5～10天可以重新回到工作岗位。

对于胆总管结石，一般有两种处理方法：通过腹腔镜，切开胆总管进行取石；另一种从口腔入路，放十二指肠镜，切开十二指肠乳头取石，但术后十二指肠乳头的功能就丧失了。

对于肝内胆管结石，则是通过手术，将有胆石的肝叶局部切除。

需要特别提醒的是，那些"溶石""碎石"偏方，千万不可信。此外，有不少人误以为，胆结石与饮水有关，得了胆结石，担心是喝的山泉水、矿泉水、纯净水惹的祸，其实，水可能影响肾，却与胆无关，胆固醇才与胆相关。

预防：饮食均衡多运动

预防胆石症，先防形成结石，再防无症状结石转成有症状，而饮食均衡是最关键的，尤其有了胆石，最忌的是大鱼大肉、暴饮暴食；其次是多运动。

胆结石发病原因虽然未完全说得清，但可以明确的是，任何影响胆固醇与胆汁酸浓度比例改变、任何造成胆汁淤滞的因素，都能导致结石形成、进展。预防结石，最好的办法就是鱼、肉、菜、果，什么都吃。要卫生地吃，别吃鱼生，吃饭前务必要洗手，否则容易患胆道蛔虫性结石、肝吸虫性结石；不建议吃全素，缺乏胆固醇，小心肝内胆管结石；要慎重吃油炸的食物，胆固醇过高、胆汁酸浓度高，胆囊结石来找；小酌一下无妨，甚至可以减少结石，但酗酒往往与抽烟一样，导致结石进展；一定要吃早餐，这样可以促进胆囊收缩，及时排空胆汁，降低发病率。

身体管理方面，多运动的人，可比光坐不动的人，胆石发病率低了不止一点两点；控制好自己的体重，过胖、超重，都是胆石多发的诱因；控制好血糖等代谢性疾病。

第六章

颈肩痛，腰腿痛，
养好骨质身轻松

戎利民，刘斌，董健文：
腰背痛怎么办

专家简介

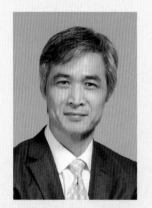 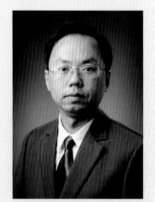 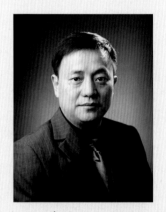

戎利民，主任医师，中山大学附属第三医院院长、脊柱外科主任。

刘斌，主任医师，中山大学附属第三医院骨科副主任。

董健文，副主任医师，中山大学附属第三医院脊柱外科副主任。

　　腰背痛是生活中的常见病。调查显示，人群中60%以上的人曾有过腰背痛，而6.9%的人正在遭受它的折磨。腰背痛的发病年龄越来越年轻，甚至殃及青少年。

导致腰背痛的原因有五大类

　　导致背痛的原因有五大类：首先是退变，例如腰椎间盘突出、颈椎病；其次是感染，例如脊柱结核；再次是肿瘤，包括转移瘤；再次是骨质疏松，因为骨质疏松患者会出现驼背、脊柱失稳，肌肉被过度拉扯导致疲劳，因此会有广泛性的背痛；最后，是经常被人忽视的脊柱外病变，例如妇科疾病、泌尿系疾病。有一位长期慢性背痛的患者，频繁看脊柱门诊查不出问题但还是觉得痛，最后详细检查查出患有胰腺肿瘤，引发背痛的病根正是肿瘤；还有一位长期腰痛的女患者，取出宫内节育器并治疗慢性盆腔炎后，腰痛就好了。

治疗："微创手术做不干净"是错误说法

腰椎间盘突出症导致疼痛的情况多见于青壮年人和中老年人。这种疼痛的特点是活动后加重，休息后减轻，与体位和腹部压力有关，通常在白天发作，多呈间断性而非持续性。95%的患者腰痛伴腿痛，特点是沿神经根分布区域的腿痛和麻木，严重者可出现大小便功能障碍。如果腰痛但腿不痛，多数不是腰椎间盘突出症。

如果得了腰椎间盘突出症，可以不做手术吗？绝大多数人（80%以上）是可以保守治疗的，总有效率为80%～90%。其中，最基本的保守治疗方法就是休息，让受刺激的神经水肿消退，疼痛症状就会得到缓解，同时配合服用非甾体抗炎药等药物治疗。一般来讲，对于比较年轻、刚刚发病的患者，医生不会主张做手术治疗而建议做保守治疗，正规治疗6周，如果没效再改用其他方法，但在绝大多数情况下，患者的症状会得到有效的缓解。

如果腰椎间盘突出症患者经过正规的保守治疗6～8周后症状无缓解，或者出现感觉、运动功能障碍，难以耐受的疼痛反复发作，影响到工作和生活，建议接受手术治疗。

现在微创手术发展非常快，已经成为手术的首选方式，有些人说"微创手术做不干净"是错误的说法，如果连医生都这么说，只能说这个医生不会做微创手术——正规的微创手术治疗后复发率很低，为3%～5%。目前椎间盘突出症微创手术多用椎间盘镜进行，只需做2cm的切口，而椎间孔镜手术进一步将切口缩小到7mm左右。

建议患者在术后进行腰背肌功能康复锻炼。微创手术后2～3天，患者就可以下床，如果不能下床，还可以在床上进行肌肉收缩锻炼。回家后，应按照医生制定的计划进行锻炼。

误区：推拿按摩能让椎间盘复位？不可能

很多腰椎间盘突出症患者去做推拿按摩，希望能使突出的椎间盘复位。这是不可能实现的。而且，不正规的按摩会使病情加重，甚至造成下肢瘫痪的悲剧，所以不建议患者过多进行按摩，而建议到医院脊柱外科专科就诊。

医生也不主张腰背痛的患者经常去按摩。人体的背部有一层层的肌肉，外面有一层筋膜，像口袋一样包着肌肉。按摩手法可让肌肉放松，所以按摩之后人会感到很舒服。外科医生能分辨出患者有没有长期接受手法按摩。因为，长期接受按摩的人，肌膜会慢慢增生增厚。而随着肌膜的增厚，肌肉却会萎缩。

有骨质疏松的患者也要避免推拿按摩，以免已经变脆的骨头发生骨折。有脊髓型颈椎病、腰椎间盘巨大脱出等疾病的患者，更不能做推拿按摩，尤其是重手法按摩。

腰背痛防治Q&A

问：我觉得最近两周腿痛、腰痛，可能是跑完步做弯腰压腿导致的，对吗？经常做仰卧起坐，是否会让腰椎间盘受到伤害？

答：我估计是运动损伤造成的，建议做相关检查。仰卧起坐主要是锻炼腹肌，平时做没有问题，但在腰腿痛急性发作的时候不太主张做。

问：我的腰椎间盘突出已10多年，靠游泳控制得比较好，最近发现手脚麻木，该怎么办？

答：手脚麻木不一定是腰椎问题，很可能是颈椎相关疾病，建议到医院找医生看看，明确是否患了腰椎间盘突出症或颈椎疾患。至于游泳，本身是非常好的锻炼，我们对很多的患者都建议游泳。

问：腰椎间盘突出和脱出有什么区别？

答：可类比轮胎。突出是外胎太薄，内胎鼓出来了；脱出是外胎破了，内胎完全掉出来了。

两者的程度也不同。突出是椎间盘鼓起来，突出严重时会造成神经损害，可能会比脱出更严重。

问：腰椎间盘突出等脊柱外科疾病的微创手术风险大不大？是否容易伤到神经？

答：脊柱外科的患者最关心手术会不会导致瘫痪。瘫痪有一定的发生概率，但这是低概率事件。脊柱手术出现神经损伤是低概率事件，涉及多方面，最主要是医生的技术。外科技术的成熟存在一个"学习曲线"，达到学习曲线的成熟期后，神经损伤发生的概率就很低。

刘丰，兰月，阮祥才：
教你正确"搬砖"姿势，
保护好你的"老腰"

专家简介

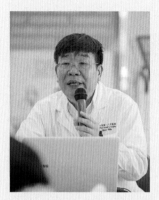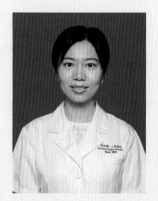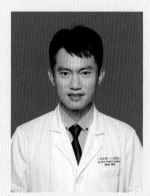

刘丰，广州市第一人民医院老年病科主任医师。

兰月，广州市第一人民医院康复科副主任医师。

阮祥才，广州市第一人民医院疼痛科主任医师。

护腰：这些日常姿势要注意

　　腰痛以下背、腰骶和臀部疼痛和不适为主要症状。大多数腰痛主要是由腰椎间盘突出、腰椎劳损、椎管狭窄、炎性关节炎，以及一些内脏疾病引起的。其中最常见是腰肌劳损，长时间坐着或者经常弯腰的工作最易引发病症。骨质疏松也会引起腰痛。

人在站着的时候腰部的负重指数为50，坐在有靠背的椅子上负重指数次之，弯腰受力稍大，坐在没有靠背的椅子上人腰部受力高达200。为了减少腰部受力，广大读者得从日常姿势做起。

首先，减少弯腰加旋转动作，如搬盆栽、拖地。搬重物的时候，要蹲下来再搬起来，不要弯腰搬；双手抱着重物时，最好屈膝，切不可上半身太过于往前倾，使上半身与下半身呈现"＜"状，太过于后倾对于腰部也有害；东西太重时，尽量采取放在背上背的方式。坐的时候要保持腰板直立，不要弓着背。对于症状较为严重的患者，可以借助腰围固定腰部，但不可长期佩戴腰围。

其次，网络上一度走红的"葛优躺"对腰部就非常不好。正确的坐姿应该是保持腰部直立的状态，且尽量选择坐在有靠背的椅子上。对于学生、白领等电脑一族，正确的使用电脑坐姿如下——保持背部直立，屏幕离自己的视线稍微低一点，第一行字在视线下的3cm，眼睛距离屏幕距离为50～70cm，坐在有靠背的椅子上，手臂自然下垂时，扶手可承托手肘成80°～100°角，腰、背贴近有承托的靠背，不要留虚位；膝后微高于椅子，留位给血液运行，脚要着地，不要吊脚。

自测：是否患上腰椎间盘突出

腰椎间盘突出需要及时治疗，它除了会引发腰痛，还会引发腿痛以及坐骨神经痛，甚至会导致整条腿麻木，长时间没有任何缓解的表现，比较严重的有间接性跛行，严重的必须去做椎间盘手术才能缓解。那么如何鉴别是否患上了腰椎间盘突出，可以从以下几点来判断。

（1）腰腿痛：表现为缓慢的腰背部局限或广泛的钝痛，活动时加重，卧床休息后减轻或缓解。

（2）坐骨神经痛：从下腰部沿臀部、大腿后方、小腿外侧放射到足部。

（3）反复发作或迁延时间过久者，可出现坐骨神经分布区麻木或感觉减退。

（4）间歇性跛行：因肌力减弱、肌肉萎缩，行走一定距离后出现患侧肢体疼痛或麻木，且逐渐加重。

手术并非解决疼痛首选

以腰痛为例，其病因一般分为四类：机械性（占患者总数80%～90%），包括退行性椎间盘疾病、关节病等，此外还有神经性疼痛、脊柱特异病理疼痛和非脊柱源疼痛。每个患者的腰痛原因都不一样，需要个体的诊断鉴别。腰痛可以是恶性的，可以是急性的，反复地腰痛都不愿意到医院检查的人，可能错失最佳治疗时间。在腰腿疼痛的问题上，疼痛科和康复科可相互配合，各取所长。

不少经受着腰腿疼痛的患者迫切希望得到根治，一旦痛起来就想着做手术。其实，手术并非解决疼痛的首选，只有在满足以下两种情况的同时才应考虑手术：一是经过长期的康复或者疼痛治疗都不起效；二是疼痛是慢性的、顽固性的。

其实，目前治疗疼痛的手段很多，以腰痛为例，有康复科的理疗、手法治疗，有药物治疗，还有疼痛科的注射治疗，以及微创手术等。在临床上开展得比较多的脊髓电刺激治疗，对腰痛也有比较好的效果。

几个实用腰部保健锦囊

面对常见的腰部疼痛，我们平时该如何做才能防止让小腰痛演变成大疾病？下面送上实用锦囊。

1. 动作一：伸展练习

脚背、小腿、大腿着地，双手直立撑地，目视前方。

2. 动作二：飞燕式

腹部着地，胸部抬起，手、脚分别向斜上方和斜后方伸展；或手、脚同时向斜后方伸展，手脚呈平行状。

3. 动作三：瑜伽球伸展

借助瑜伽球放在腹部作为支撑，右脚跪地，右手向前伸展，左脚向后伸展，左手直立支撑身体。

4. 动作四：桥式运动

头、肩部和脚掌放在地上，腰部向上抬起，双手放在身体两侧。

5. 动作五

趴着，把枕头垫在胸前和脚上，让腰椎保持向前的状态。

以上动作每天练习3组，每组10次，每次坚持5秒钟。此外多做一些适合缓解腰痛的运动，如单杠、游泳等。如果家里没有单杠，则可以借助家里的门框，也可以利用小区的健身器材，每次坚持5分钟左右，坚持2～3组即可。

有条件的读者可以去游泳，这是一项对各个关节都有保护作用的运动，且对缓解腰痛有很大的帮助。但是打篮球这种弯腰次数较多的对抗性运动就非常不适合，此外举重对腰的伤害也非常大，有些举重冠军就患有长期的腰痛。

痛症问答Q&A

问：膝盖疼痛怎么办？怎么样抑制膝关节增生凸起？

答：膝关节是全身负重最大的关节，所以最容易产生骨性关节炎，一般40岁以上，比较胖的女性容易产生。老年人很多也有这类问题，以保守治疗为主就可以了，比如说超短波、中药熏蒸都可以，最好是不要爬山和频繁上下楼梯。

问：做了半月板切除手术，感觉关节很僵硬，怎么康复？

答：这种情况很常见，很多骨科手术后，由于固定关系，这个关节经常是僵硬的，康复科医生会慢慢给你做关节松动术，这个不能自己做，必须要治疗师来做。首先用一些理疗，热敷先把膝关节的组织慢慢软化，然后再让治疗师进行关节松动术，之后可能逐步做一些负重训练，这一类综合训练到医院来做更安全。

问：长期颈椎痛怎么应对？颈椎劳损能不能完全根治好？

答：很多因素会导致颈椎痛，比如颈椎病，有神经根型的，疼痛很明显，还有交感神经型的，患者会头晕，眼花，看不见东西，恶心想吐，颈椎劳损也会引起颈椎痛。年轻上班族的颈椎劳损很多是由于经常低头看电脑、伏案工作导致，如果脱离工作环境，是完全可以根治的。但老人的颈椎劳损的病因一般比较复杂，能不能根治还得看具体情况，一般要完全恢复比较困难。另外颈椎疼痛可以在康复科做颈椎牵引，但千万不要在家里自己做颈椎牵引，最好到医院，由医生诊断，看你的颈椎牵引，需要给你放多少重的力量。

董健文：
防"骨松"，补钙不如多补维生素D

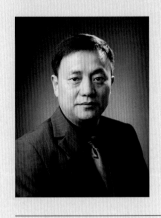

专家简介

　　董健文，主任医师，中山大学附属第三医院脊柱外科副主任。

　　俗话说"人老背先驼"。很多老人深受骨质疏松的困扰，骨头变脆，身高变矮，甚至出现骨折。例如弯腰捡起地上掉落的东西、用力开窗、跌倒，都可能诱发骨折，而一旦跌倒，引发危险的髋部骨折，有可能因卧床而引发危险的并发症，最终丧命。

骨质疏松：莫等腰背痛才就诊

　　容易患骨质疏松的患者具有以下特点：50～60岁以上，女性比男性患病率高3～5倍，尤其是绝经后或行卵巢切除术的妇女，缺乏适当的活动和日晒的人，烟酒过量或咖啡因过量者，有慢性肝病、肾病及甲亢者，长期服用激素及抗癫痫药者，食物结构不合理、偏食者。

　　骨质疏松最常见、最主要的症状是疼痛，包括腰背酸痛、全身酸痛等。患者会有身高变矮、驼背、脊柱变形。骨质疏松导致的骨折，多发生在髋部、手腕部、脊柱。发现骨质疏松症不能靠自我感觉，因为多数初期患者疼痛感觉并不明显。不要等到发觉自己腰背痛或骨折时再去诊治。高危人群无论有无症状，应定期去具备双能X线吸收仪的医院进行骨密度检查。

　　高危人群如出现身高变矮、脊柱侧凸或驼背畸形等临床表现，还需进行X线、MRI、CT等检查，在骨丢失30%～40%时X线下会有明显的表现。此外，患者还需要做血常规、尿常规、肝肾功能、血钙、血磷、碱性磷酸酶、性激素、25（OH）VitD和甲状旁腺素等检查。

一个公式测算骨质疏松风险

　　借助一个简单的公式，可以粗略测算自己的骨质疏松风险：

$$（体重－年龄）×0.2$$

　　亚洲人骨质疏松的指数，大于–1，则为低风险，在–1与–4之间属于中等风险，小于–4则为高风险。

　　如果一个体重50kg的80岁女性，计算的结果就是–6，属于高风险的骨质疏松患者。

这样做，预防骨质疏松

　　预防骨质疏松，每日要从饮食中摄取足够的钙质和维生素D。要根据医生及物理治疗师的建议，每天进行适度的负重运动、抗阻运动，例如快步走、哑铃操、举重、划船运动、蹬踏运动等。负重运动每周4～5次，抗阻运动每周2～3次。强度以每次运动后肌肉有酸胀和疲乏感、休息后可消失为宜。在身体发育结束之前积极的运动、足量补充含钙食物，可以使骨量达到较高的峰值，确实能延缓骨质疏松的发生。

对老年人来讲，单靠运动已经不能起到预防效果。运动应量力而为，注意避免跌倒，尤其是要注意室内环境的安全性。

确诊骨质疏松症以及骨量低下的患者需要服用抗骨质疏松药物，包括抑制骨吸收、促进骨形成药物以及活性维生素D等。发生胸腰椎体骨折者可根据病情选择椎体成形等手术治疗，如有神经压迫症状则需更加积极进行外科治疗。

补钙：维D水平低，再补钙也徒劳

补钙要警惕"过犹不及"。成人的钙的需求量，每天为600～800mg，新的研究显示，与每天补充150mg钙的人相比，每天补钙超过600mg的人发生前列腺癌的风险高了32%。特别是在体内维生素D水平低下的情况下，再补钙就会增加肿瘤和心血管病的发病风险。

对于钙，成人的日常需求通过正常饮食是可以满足的，如果真的要在饮食之外补钙，一天补钙不要超过200mg。真正需要补钙的是孕妇和儿童，尤其是儿童，应该补充维生素D_3。很多老年人喜欢通过晒太阳来补钙，其实补充的是维生素D。从阳光暴露来说，我们要穿单衣在户外晒1.5小时才足够，除了户外体力劳动者，一般人很难做到。

何伟：
酗酒"伤骨"，常宿醉当心股骨坏死

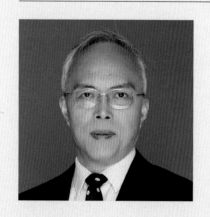

专家简介

何伟，主任医师，教授，广州中医药大学髋关节研究中心主任，国家重点学科中医骨伤科学科带头人、股骨头坏死研究方向学术带头人。

股骨头坏死是由于股骨头失去血液供应引起的疾病，好发于20至50岁的中青年。有数据显示我国股骨头坏死患病总人数达1000万以上，每年新增30万~50万人，是中青年最常见的髋关节疾病。

大剂量使用糖皮质激素、酗酒、外伤是导致股骨头坏死最主要的原因。其中，非创伤性股骨头坏死80%左右累及双侧。髋部疼痛、活动受限、行走能力下降甚至丧失为主要临床表现，危害十分严重。

唐代孙思邈将疾病分为"未病""欲病""已病"三个层次，称"上医医未病之病，中医医欲病之病，下医医已病之病"，并反复告诫要"消未起之患，治未病之疾，医之于无事之前"。在股骨头疾病的防治上也应如是。研究已初步显示补肾健骨法可有效预防激素性股骨头坏死。对可能发生股骨头坏死的高危人群，如股骨颈骨折患者、长期酗酒、大剂量使用激素人群，有条件者可早期中医药干预。

预防：三类人群需及早排查

1. 股骨颈骨折者：愈合后治疗仍未终结

股骨颈骨折者，尤其是青少年，骨折后有很高的股骨头坏死发生率，骨折愈合仅仅是治疗目的之一，而不是治疗的终结。许多患者以及家长由于不了解青少年股骨颈骨折的特点，骨折一旦愈合就误认为治疗已经成功而不再到医院复查，直到再次疼痛才去医院寻求医生帮助，此时往往坏死已经发生塌陷，处理非常棘手。

所以，日常要做好自我保护，尽量避免此类外伤；万一受伤，愈后应按医生的建议及时明确股骨头有无坏死。事实上，股骨颈骨折引起的股骨头坏死多数在骨折发生的瞬间已经注定，只是临床上何时发现而已，早排查利于早诊断、早治疗。

2. 长期大剂量用激素者：髋部无不适也莫大意

大剂量使用激素是股骨头坏死的最主要原因之一。客观而言，在系统性红斑狼疮、血小板减少性紫癜、肾病综合征、过敏性疾病、再生障碍性贫血等疾病及危重患者的抢救过程中用到激素，只要使用合理，其作用"功大于过"。但如果长期滥用，也可能对股骨头带来影响。

对于长期大剂量使用激素的患者，即使髋部没有任何不适，也不能排除股骨头坏死。临床观察发现，一些患者即使在发病后很长时间也无任何不适。因此，曾经大剂量使用过激素治疗者，最好还是在专科医生的指导下定期及时做磁共振（MRI）以排查。建议这类患者同时可辨证使用补肾健骨、活血化瘀、祛痰化湿等中药祛邪扶正，标本兼治。

研究已初步显示，补肾健骨法可有效预防激素性股骨头坏死。专科医生的经验是，中药需使用至激素停药后6月左右，MRI检查未出现坏死方可停用中药。

3. 长期酗酒者：髋部不适时尽早排查

经常有患者认为"酒是活血的，不会导致股骨头缺血性坏死"，并举出身边的一些亲朋好友长期超量饮酒，并未发生股骨头坏死的例子来否认股骨头坏死与饮酒有关。但目前已有大量实验与临床表明，长期大量饮酒（酗酒），除了人们熟知的"伤肝"外，也会引起股骨头坏死，而且不仅是烈性白酒，啤酒、洋酒、米酒甚至红酒也能引起股骨头坏死。目前的研究认为长期大量饮酒可引起脂肪代谢紊乱、脂肪细胞异常肥大，可导致股骨头微循环障碍，严重的可引起坏死。

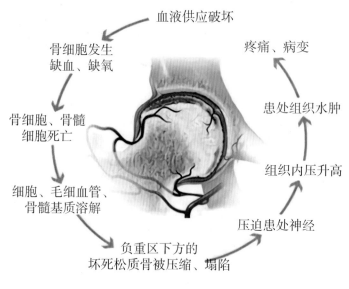

股骨头坏死

因此，建议大家喝酒要有度。而对于已有长期酗酒史者，如果出现髋部不适者，不要轻易认为是"腰椎间盘突出症"等，应及时找专科医生进一步检查，排除股骨头坏死。

误区：闻坏死即色变，非坏死则开颜

对于股骨头坏死，经常可以听到一些不恰当的比喻，像什么"不死的癌症""第二骨癌"之类，以致很多人都将它等同于不治之症，闻坏死即色变，以为患上这种病必将瘫痪、只能卧床等死。

事实并非如此，股骨头坏死治疗及时不仅不会瘫痪，而且规范应用现有的"保髋"技术与"换髋"技术，是可以使患者解除疼痛、基本恢复正常人的生活与工作能力的。

另一种情况是，不少患者当听闻所患疾病不是股骨头坏死，而是髋关节其他疾病时，顿时开颜。其实髋关节疾病种类繁多，有些疾病的治疗并不比股骨头坏死容易。常见的如髋关节发育不良伴骨关节炎、股骨近端骨髓水肿综合征、强直性脊柱炎累及髋关节、类风湿髋关节炎、色素沉着绒毛结节性滑膜炎、髋部肿瘤等其实也不易治。

比较理性的态度是，既不要闻坏死即色变，也莫因非坏死则开颜。建议凡被怀疑患有股骨头坏死的患者，应及时到大医院的关节专科就诊，同时对每一种髋关节疾病都要认真对待，及时规范诊治。

诊断：坏死发生时间不等于疼痛发生时间

股骨头坏死发病后很长时间内都可能没有任何不适，因此，以自己的感觉来判断有无股骨头坏死是靠不住的。而且，X线、CT等影像检查也不能发现早期坏死，目前只有通过磁共振（MRI）检查，才能确定有无股骨头坏死。特别是上述提到的三类高危人群，必要时可在专科医生的指导下定期及时做磁共振排查。

实际情况是绝大多数股骨头坏死在发病后很长一段时间患者是没有任何感觉的，一旦发生疼痛，往往坏死已经发展到塌陷或将要塌陷的中晚期阶段。如果误认为是早期，很容易延误治疗或导致治疗方法选择错误，甚至失去有可能是最后的"保髋"机会。

保髋or换髋？因人因病期而异

到目前为止，没有一种方法适用于所有股骨头坏死的治疗，即使对于同一分期分型，采用同一种治疗方法，预后也有差异。股骨头坏死一旦确立诊断，需要根据病史、临床检查（有无疼痛、疼痛的程度、髋关节活动功能、步态等）以及X线、MRI、CT等影像检查资料，明确坏死的范围、病理阶段、塌陷是否存在、塌陷与再塌陷的风险、股骨头与髋关节是否稳定等全面分析病情，最后再结合患者的病因、引起股骨头坏死基础病状况、全身健康状况、预期寿命、年龄、职业、经济状况等，制定合理的个体化治疗方案。

保髋：部分患者可"带塌陷生存"

一般而言，对于没有疼痛感的患者，中医药非手术治疗是首选。建议没有塌陷且塌陷风险较低者，治疗期间可以从事轻体力工作，疗程不短于2年，如随访期间发生疼痛、塌陷等病情加重现象，则应及时调整治疗方案。

一旦股骨头坏死出现塌陷，也不见得人工关节置换才是唯一选择。因为髋关节对于塌陷有一定的宽容度，即不影响髋关节稳定的小范围轻度塌陷，如坏死得到修复，髋关节可以长期基本没有疼痛，并保留接近正常的功能，而不需要或大大延缓关节置换，即所谓"带塌陷生存"。另一方面，对于塌陷不超过6个月、塌陷范围不波及股骨头前外侧缘的年轻患者，通过以"死骨清除、植骨"为基础的"保髋"手术，术后配合中药及康复治疗，多数可以大大延缓（超过10年）甚至避免人工关节置换。

换髋：假体寿命绝大多数超20年

客观而言，股骨头坏死塌陷后有相当一部分患者"保髋"效果并不好，需要接受人工髋关节置换术。临床上有些中年患者即使"保髋"效果不好，拖到病情较严重也不愿手术，他们担心人工髋关节置换后会对日常生活带来很多不便，而且担心假体寿命只有10年左右、一生只能置换一次。

事实上，经过半个多世纪的发展，人工髋关节置换已经是当今外科领域最成功的手术之一。随着人工髋关节假体的设计、材料、手术与康复技术的进步，很多患者术后很快就能解除疼痛、恢复正常生活、工作、娱乐能力。更重要的是，目前假体的使用寿命也较以往大大延长，绝大部分可以达到20年以上甚至更长，即使将来失效后仍有机会进行翻修术。所以，对于严重的晚期股骨头坏死，即使是年轻患者，经过股骨头坏死专家确认难以"保髋"后，接受人工关节置换是目前最好的选择。

黄崇博，黄崇侠，霍力为：
手机刷不停　肩膀"顶唔顺"

专家简介

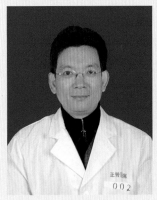 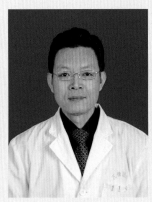 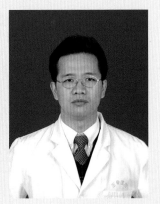

黄崇博，教授，广州市正骨医院院长。

黄崇侠，教授，广州市正骨医院康复科主任。

霍力为，教授，广州市正骨医院副院长。

　　肩膀有多重要？它连着每个人的背部、肋部，扛着脑袋。肩膀有多累？"肩负重任""重担一肩挑"这些说法多少已给出答案。即使是生活安逸、从未受外伤，很多人也遭遇过肩痛。一遇到肩膀痛，很多人都会联想到"肩周炎"。但肩膀痛未必都是肩周炎，肩袖损伤、肩峰撞击症、肩关节不稳、肩部肿瘤等十余种疾病同样可能引起肩膀痛。

　　肩周炎如何诊断防治？如果肩部有骨折脱位，又该如何处理？

并非所有肩痛都是肩周炎

肩膀痛被误诊为"肩周炎"，导致误治、盲目运动而病情恶化的现象非常普遍。肩周炎成了老百姓自我诊断率最高的肩关节病。真真假假的"肩周炎"，说它笼统模糊，但却"深入人心"，虽然很多人对自己的肩痛描述不精确、不专业，但"肩周炎"往往"张嘴就来"，因此更易造成误诊、误治。

52岁的陈姨一年前开始感觉到左胳膊不舒服，一开始只是酸痛，抬起不便。她没太在意，听了邻居的建议，每天做甩手、爬墙动作，希望过段时间能好。没想到后来疼痛越来越厉害，夜间睡觉被痛醒，不能侧卧。她到过家附近的诊所检查，被当作"肩周炎"治疗，手法推拿、理疗、打封闭，能试的都试了一遍。她还每天坚持锻炼，拉吊环、做棍棒操、绳操，但坚持了大半年，一直不见好转。

发展到后来，她几乎夜夜痛醒，左手抬不起来，甚至连碗筷都拿不稳，杯子也摔过几个。她开始怀疑，到底是误诊还是治疗方法不对头？到肩关节专科，医生建议她做肩关节磁共振检查，结果发现她左肩袖有较大的撕裂伤，继续保守治疗已经无效，便帮她做了关节镜下肩袖修补术，通过植入几个缝合锚钉，将她左肩撕裂的肩袖组织缝合起来，最后终于解决了问题。

实际上，真正的肩周炎是指肩关节肌肉、肌腱、韧带和关节囊等软组织发生充血水肿，形成的无菌性炎症，严重时可造成粘连，患者往往自觉关节僵硬，胳膊向后、向外旋转活动度受限，使得日常生活受到影响。但其实肩周炎只占到肩痛患者的2%~5%。

大部分肩膀痛未必是肩周炎，而可能是由肩袖损伤、肩峰撞击症、肩关节不稳、冈上肌腱钙化、肩部肿瘤等十余种疾病引起。在60

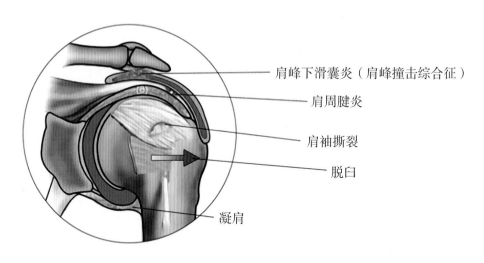

肩峰下滑囊炎（肩峰撞击综合征）

肩周腱炎

肩袖撕裂

脱臼

凝肩

常见肩部疾病

岁以上肩痛患者中，肩袖损伤和肩峰撞击症的发病率最高，达85%，其发病率远远高于所谓的"肩周炎"。想有效治疗肩痛，要摒弃肩痛就是肩周炎的认识，找出真正引起疼痛的原因，再分而治之。

此外，在60岁以上的肩痛患者中，肩袖损伤约占了60%。

肩袖是肩关节周围四根肌腱的统称，它们呈袖状包绕肱骨头。主要功能是帮助肩关节的运动和稳定作用，形似"袖口"，故称肩袖。常见的肩袖损伤易被误当作肩周炎治疗，患者做拉吊环等锻炼或接受人为强行用手法松解其肩关节，不知不觉使肩袖组织的裂口扩大、撕裂更严重，长期治疗不对症甚至可致残。

肩峰撞击症也较常见，约占肩痛患者的20%，发病时肩部慢性钝痛，在上举或外展活动时疼痛加重。此外，肩关节不稳也可引起疼痛，约占到肩痛患者的10%，这类患者对肩关节某个方向的运动会有不同程度的明显疼痛感。肩关节不稳患者若被误诊为"肩周炎"，更易引发脱位、加重病情。

天天刷屏几个小时，"五十肩"或变"三十肩"

可能很多人听说过，肩周炎也叫作"五十肩"，这一通俗的叫法说明以前这种病大多是50岁以后的人群才易犯。但现在不是这么回事了，不少手机不离身、天天玩电脑、早晚忙着刷屏的30来岁年轻人也频频"中招"。如果大家认识不到这些不良习惯的危害，这么发展下去，"五十肩"可能要改叫"三十肩"了。

如果说"拒绝老低头"可防颈椎病，那么"不要老玩手机"则可以防肩病。这两句话不只是对年轻人讲的，现在很多50岁以上的人群也爱玩微信，特别是退休之后时间充裕，切忌每天有空就拿起手机刷个不停，不然肩膀迟早也会"顶唔顺"。

骨折脱位较常见，不一定要手术

肩部作为上肢最为灵活的常用关节，骨折脱位较为常见。一般来说，现场骨折急救需遵循五个原则：抢救生命、包扎止血、必要止痛、临时固定、安全转运。肩部骨折脱位多由于摔倒或者直接撞击等外伤所致，可出现局部肿胀、外形改变、患肢活动困难的情况。这时，患者表现为肩下沉，头偏向患侧。遇到这种意外，可将患肢前臂用三角巾（或者丝巾、衣服等）悬吊固定，尽量避免局部活动，然后尽快送医。

肩部骨折脱位一定要手术吗？那倒未必。大部分骨折均可以通过手法整复，小夹板或者石膏等外固定实现良好的功能及外形恢复，而绝大多数闭合性骨折（骨折端与外界不相通）都可以采用保守治疗。

食疗支招

食疗在骨折的治疗过程中也有一定的辅助作用，一般分为三期进行：

1. 第一期：骨折后1～2周

此时骨折部位瘀血肿胀，经络不通，气血阻滞，饮食宜清淡易消化，少吃煎炸炒烩的酸辣、燥热、油腻食品。比如黄豆骨头汤较肥腻滋补不易消化，此阶段最好不要食用。

食疗方：大鱼头半个，豆腐1块，稍煎后煮成汤，加调料服用，每周2次，连服1～2周。

2. 第二期：骨折后2～4周

此时骨折所引起的疼痛已缓解，瘀血肿胀消退，饮食上可由清淡转为适当的高营养，以满足骨痂生长的需要。可在初期的食谱上加骨头汤、三七煲鸡、鱼类、蛋类以及动物肝脏之类。适当多吃一些青椒、西红柿、苋菜、青菜、包菜、萝卜等维生素C含量丰富的蔬菜，以促进骨痂生长和伤口愈合。

食疗方：当归10克，骨碎补15克，续断10克，新鲜猪排骨或牛排骨250克，炖煮1小时以上，调味后喝汤吃肉。每周2～3次，连服2周。

3. 第三期：骨折后5周以上

骨折部位瘀肿基本吸收，已经开始长骨痂。患者胃口好，饮食上无禁忌，可食用高营养食物及富含钙、磷、铁等矿物质的食物。可适当喝老母鸡汤、猪骨汤、羊骨汤、鹿筋汤等。

食疗方：枸杞子10克，薏苡仁50克。两味煮粥进食。每周3次，连服2周。

第七章

癌症是可以控制的慢性病

徐瑞华：
人到中年要"保胃"
八种习惯或致胃癌

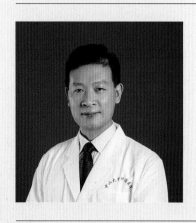

专家简介

徐瑞华，教授，中山大学肿瘤防治中心院长、所长，国家重点实验室（华南肿瘤学）主任。

中国胃癌人数约占世界胃癌人数的50%。在我国高发肿瘤中，胃癌发病率位居第二，死亡率排第三。

警惕：胃息肉直径大于2cm癌变率更高

一些胃的一般疾病发生胃癌的危险性增加，被称为胃癌的癌前疾病。例如1%～5%的胃溃疡患者可发生癌变。息肉患者中，腺瘤型或绒毛型息肉比例不高但癌变率占15%～40%，息肉直径大于2cm的癌变率更高。胃食管反流病、巨大肥厚性胃炎、恶性贫血等也属于癌前疾病。胃病变手术后残胃发生的胃癌即残胃癌，术后10年发病率显著增高。

还有一类疾病被称为癌前病变，通俗地说，是处于从良转恶过程中"正邪难辨"的病理变化，例如癌变率为1.2%～7.1%的慢性萎缩性胃炎、肠上皮化生都属于这类疾病。而胃黏膜上皮的重度异型增生，与早期胃癌有时很难区分。

胃癌的高危人群还包括免疫缺陷患者，从事煤炭、金属、橡胶等行业人员，以及肥胖、A型血、精神受刺激或长期抑郁、年龄超过50岁的人等。

胃癌风险：感染幽门螺杆菌患癌风险增两倍

胃癌的危险因素有很多。徐瑞华指出，幽门螺杆菌（HP）感染人数约70%在发展中国家，可使胃癌发生风险增加2倍，已在1994年被世界卫生组织和国际癌症研究机构列为胃癌的I类致癌原。如果已经查出感染了幽门螺杆菌且有胃部不适症状，应该尽快治疗。

流行病学调查，约10%的胃癌发病具有家族聚集倾向。父辈一级亲属中如果患有胃癌，子女患胃癌危险要比普通人高2～3倍。一些家族性疾病如Lynch综合征、家族性腺瘤性息肉病、遗传性BRCA1和BRCA2基因突变等，胃癌发病的风险也随之升高。

研究还显示，在吸烟的人群中，胃癌，特别是胃食管交界处癌的发生率会升高一倍。香烟中的尼古丁等有害物质通过对血管、上皮细胞的作用，引起消化道黏膜的损伤。

早期胃癌治疗效果好

总体来说，胃癌的发病随年龄增长呈现上升趋势，40～60岁年龄段常见，而男性患者大约是女性患者的两倍。徐瑞华指出，近年来，我国胃癌发病率总体呈下降趋势，以远端胃癌下降为主，而近端贲门胃底部癌未下降。然而，胃癌的诊治现实仍然是严峻的，存在着"三高"和"三低"现象，分别是发病率高、复发转移率高、死亡率高和早诊率低、根治切除率低、5年生存率低。

人到中年要"保胃"，胃不舒服应及早做胃镜检查。我的一位同事到外地出差时感到胃不舒服，回到广州马上做胃镜检查，结果查出为早期胃癌。胃癌中晚期治疗效果不佳，而早期胃癌治疗效果好。同事做完手术，如今已十多年没有复发。

吃出来的癌，这样吃饭容易得胃癌

胃癌也可以说是"吃出来的肿瘤"，根据多年的临床观察，我们总结了容易引发胃癌的八种不良饮食习惯。

饮食不规律、不吃早餐、用餐速度快、暴饮暴食、吃剩饭剩菜、喜食烫食、吃霉变食物、吸烟喝酒。

食品中亚硝酸盐、真菌毒素、多环芳烃化合物等致癌物或潜致癌物含量高，会增加患癌风险。要远离胃癌，务必不吃霉变食物，少吃或不吃熏制、腌制和泡制食物。规律进餐，不暴饮暴食，不食过硬、过糙、过烫食物，实行分餐，减少幽门螺杆菌交叉感染。一项大规模前瞻性研究发现，相比每日水果蔬菜低摄入组，高摄入组胃癌发生风险降低44%。而食用葱蒜类蔬菜，也可减少胃癌发生。

喝酒也是引发胃癌的危险因素。因为酒精容易破坏胃壁黏膜的自我保护作用，导致胃炎甚至胃溃疡的发生。长期大量地喝酒容易导致胃炎、胃溃疡反复发作，这正是滋生胃癌的温床。

胃癌防治Q&A

问：有一种观点认为，70岁以上的肿瘤患者手术之后不要随便做放疗和化疗，因为放疗和化疗会杀伤免疫力，有道理吗？

答：反对这个观点。做与不做放疗和化疗，不能拍脑袋。我们推荐的所有规范治疗，都是做了大量的随机对照研究的，是通过循诊医学验证的。你刚才提到的观点在循诊医学中站不住脚。事实上，无论年龄多大，经过放疗和化疗，治愈率会有15%～20%的提高。很多老百姓怕放疗和化疗，但其实不用怕，有经验的医生，是可以将放疗和化疗带来的不良反应大幅下降的。

问：两年前做了息肉的切除，现在息肉又复发长了6粒，怎么办？

答：做肠镜时，发现多发性息肉一定要切除，如果以前做过息肉切除现在又复发，应该再切！

问：我9年前做了直肠癌手术后，做过化疗和放疗，请问在饮食方面需要注意些什么？蟹、虾可以吃吗？需要服用灵芝孢子粉等保健品吗？

答：不管是胃癌还是肠癌，在饮食方面，多吃新鲜、干净、容易消化的食物就行，要养成一些好的饮食习惯。若放疗和化疗后有相关副作用如腹泻、贫血、白细胞下降和恶心等，可以参照一些抗癌食谱。我们建议肿瘤患者最好不要吃一些过于"偏门"的食物。也的确有"灵芝孢子粉、绿茶等有防癌、抗癌作用"的说法，但目前，还没有很明确的依据。其实，治疗结束后，应该放松心态，不要过度关注饮食这方面的问题。

问：做了直肠癌的手术，发现肿瘤有转移，目前做了8次化疗，但从化疗结束到现在，一直感觉肠胃有一些不适，包括腹痛，这是否放化疗常见反应？如何调理肠胃不适？

答：这种情况很难判断。化疗的毒性反应大多是急性反应，反应会随着药物从体内的代谢清除而缓解。如果是持续有反应，也可能跟化疗的关系不大。化疗的恶心呕吐，一般情况是，化疗2～3周后会基本缓解。你提到的这种情况，还需要做进一步检查才能做出具体判断。

问：我做结肠癌手术已11年，但现在每年仍会有不定期的腹痛，而且是固定的位置，一般疼一天就好了，然而有几天是腹部下坠感，请问是肠粘连引起的吗？需要治疗吗？

答：根据你的描述，肠粘连的可能性比较大。一般通过保守治疗基本能够缓解，不需要手术处理。

问：网络传闻，酸甜物质是癌细胞的主要营养，癌症患者不要喝酸奶，是否可信？

答：网络上流传的所谓酸性和碱性理论没有科学依据。我们鼓励患者吃健康的优质奶制品，包括酸奶在内，酸奶含有活性杆菌，对健康有利。酸奶跟癌症的发生没有直接联系。对于癌症患者而言，最好少吃高脂食物，少吃红肉，比如牛肉等。

吴一龙：
肺癌治疗前，三部曲"一个也不能少"

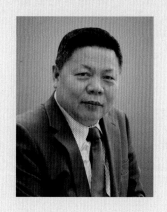

专家简介

　　吴一龙，我国著名肿瘤学教授、肺癌名家，博士生导师，IASLC杰出科学奖获得者，是国际上有影响力的肺癌多中心临床试验的主要研究者。现任广东省肺癌研究所名誉所长，广东省肺癌转化医学重点实验室主任，吴阶平基金会肿瘤医学部会长。

　　每年新发病约77万例，死亡69万多例，肺癌无疑是危及我国人民健康的"第一杀手"。

　　在癌魔长大前，怎么最快最有效揪出它？"盯住"肺癌了，治疗前哪些事情必不可少？备受瞩目的肺癌靶向治疗、免疫治疗，该怎么选？肺癌真的能治好，把它当成慢性病"与癌共存"吗？

肺癌有多"凶"？全国每天近2000人因它而死亡

　　2018年9月中旬新鲜出炉的GLOBOCAN 2018全球癌症统计证实，中国肺癌年发病77.4万例，死亡69万例，每天近2000人因它而死亡。

　　通过观察中国肺癌的15年变化，有一新情况算是好消息，那就是中国男性肺癌的发病率、死亡率出现拐点。

2002年男性肺癌发病率是42.4/10万，2012年更是高达52.8/10万，而最新的GLOBOCAN 2018全球癌症统计证实，已经回落到47.8/10万。

我国男烟民众多，而"吸烟"正是肺癌发病里目前唯一非常明确有直接证据的元凶，拐点的出现，最大因素是中国男性的吸烟率下降了，这更反映着之前控烟有成效，因为吸烟率下降与肺癌的关系要10~20年才能看到。

另一方面，中国女性的肺癌发病与死亡率15年来还在一直升，原因还不能完全说清，大气污染问题、女性与男性不同的基因差异及致癌敏感性等，都需要考虑。要特别强调的，二手烟对女性肺癌影响更大，因此，远离它，只要在烟气里待上10分钟以上，就会受害！

肺癌能治好吗？治愈希望正在前方

冷不丁地就听说，谁谁谁得肺癌了，人们才惊觉肺癌阴影漫散得如此之近；它又凶狠无比，算一算全国每天就有接近2000人因肺癌而死亡。

肺癌真的能战胜，能治好吗？一句话：希望正在前方。

早期（Ⅰ期）通过手术治疗，早中期（Ⅱ-ⅢA期）、中晚期（ⅢA-ⅢB期）通过以手术为主或以放化疗为主的综合治疗，晚期（Ⅵ期）通过药物治疗为主，正让早中期患者"争取治愈"，正让中晚期患者"与瘤共存"长期生存；免疫治疗覆盖早、中、晚期，更是治愈肺癌的最新希望。

当然，治好肺癌"不能随随便便就能成功"，早期发现、分期对待、合理用药、正常生活，是抗击肺癌的总体四大策略，不可懈怠。

如何早期发现肺癌？唯一推荐低剂量螺旋CT

谈癌色变是正常反应，但越来越多人知道，包括肺癌在内，很多癌症早期发现，是可以治愈，活过5年、10年，甚至20年。

最关键的是，如何能尽早发现肺癌？年年做体检行吗？

事实上，无论多规律、多昂贵的体检，如果缺少了最关键的低剂量CT筛查，就不可能发现早期肺癌。

无论几十还是上百的常规体检，还是升了规格的比如399元"体检套餐"、899元的"豪华套餐"，项目渐多，尤其抽血查验"肿瘤标识物"，还有胸片，好像让人心安了，但是它们真是与早期发现肺癌"没关系"。

胸片、胸透很难发现早期肺癌，也不主张做血的肿瘤标志物筛查，低剂量螺旋CT是唯一推荐早期筛查肺癌的方法。一项全球5万多人的研究结果指出，只有低剂量螺旋CT筛查，才能达到降低全人群20%肺癌死亡率的效果。

这一项目花费不算贵，即使有高危因素的人士，每年做一次低剂量CT筛查，每年花费也不过二三百元，相当值得。

肺癌治疗前要做什么？三部曲"一个也不能少"

病来了，抓住它，但对于肺癌，先别忙着想怎么治，因为治疗前还得"唱好"三部曲，一个也不能少，每一步都直接关系到后面用哪些治疗策略。

1. 第一部曲：病理诊断，解答"是什么肺癌"的问题

很多人误以为肺癌就是肺癌，其实随着医学进展肺癌已经被视为

"N种病"的统称，通过穿刺手术取样并对样本进行活检，可以分清所得肺癌到底是占15%～20%的小细胞肺癌，还是占80%～85%的非小细胞癌；是腺癌、鳞癌、大细胞癌、腺鳞癌还是其他。

有一个广为流传的说法是"不能动癌，动一动会加速扩散"，是真的吗？特别要澄清的是，全世界接受癌灶穿刺活检的数亿人，"加速扩散"之说没有任何根据。

2. 第二部曲：PET／CT检测，解答"肺癌严重到什么程度"的问题，也就是通常所说的"分期"

PET／CT是将把扫描与反映癌细胞"吃糖能力"的两种技术叠加相融，确定癌是早、中、晚期，如今检测普及了，虽然还是近万元费用，但值得也必须做。

3. 第三部曲：基因检测，解答"有没有特异基因改变"的问题

发现驱动基因的突变导致肺癌，并找到药物进行基因靶点治疗，这是近20年来全球肺癌治疗的第一大革命。它直接将患者平均生存时间从传统化疗时代的约12个月，提升到如今的七八成患者中位生存期达39个月。

能做的基因检测很多，如何选择？一种是市面上有什么药在用，就检测药物针对的靶点基因，好处是价格相对便宜；另一种是大样本检测，相当于"大包围"，花费多一点，但提供更多可能治疗机会，最好视经济能力选择。

不可不知的肺癌治疗关键点

目前，在肺癌治疗上，常规方案设计原则已经不止手术、放疗、化疗了，包括靶向治疗与免疫治疗在内的药物治疗，在早中晚四种

肺癌分期里都能"唱主角"，而扮演的作用大小，则很多关键点要知道。

1. 关键点一：Ⅰ期毫无疑问是手术

"不能做手术，谁、谁，还有谁就是手术做坏了，死了！"抱着这样的错误想法，盲目拒绝动手术的肺癌患者不少。

其实，今天的手术与过去大不同，不再要开大胸、切肋骨，只要开两个洞，效果却非常棒——

2017年全球五大洲各大医院的数据显示，最适宜手术的ⅠA期患者，术后生存5年以上的超过90%；Ⅰ期5年以上生存率73%，Ⅱ期56%，Ⅲ期也有41%。

拒绝手术，等于抗击肺癌的门被亲手关上一半！那些做坏了的，其实更可能是不该做手术的中偏晚期病人，做了反而适得其反，这说明选择手术时机很重要。

2. 关键点二：放化疗在中晚期"唱主角"

"无论放疗还是化疗，都是杀敌一千自损八百"，这样的想法简直人人皆知，导致放化疗被认为"冒险"。

事实上，治疗方案设计原则里，医学专家将放化疗放到中晚期"唱主角"，是非常有依据的，做与不做，生存机会区别甚大。

权威临床研究统计证实，化疗者，到第7个月，50%的患者生存；而不化疗者，哪怕是获得了最好的支持治疗，到第7个月，也只有35%的患者还活着。

因此，放化疗的副作用需要重视，但更关键的是"不要轻率放弃"，最好将放化疗的治疗获益与毒性间平衡的谋取之道交给专业医生。

3. 关键点三：别轻易靶向治疗"转"免疫治疗

靶向治疗、免疫治疗，被称为近20年肺癌治疗第一、第二次"大革命"，前者是带瘤生存"肺癌变慢性病"的希望，后者更是真正治愈肺癌的新希望。

这两类新型抗癌药物如何选用，可参考广东省肺癌研究所参与的国家"新型抗肿瘤药物合理应用六大原则"：①病理组织学确诊后方可使用；②基因检测后方可使用；③严格遵循适应证用药；④体现患者治疗价值；⑤特殊情况下的药物合理使用；⑥重视药物相关性不良反应。

通俗点说，与患者选择相关的就是：

（1）没有靶点突变，不用吃靶向药，对病情毫无作用，且对肝、肾、血液等的毒副作用很大，以后不要"听说谁吃好了，试一试"了。

（2）"听说一般靶向药吃了10个月就耐药了，怕死了"，别怕！这"10个月"是中位数，很多人5年甚至10年都不耐药，不要一点风吹草动就想着靶向药"升级换代"，什么时候换药，由医生根据病灶、症状、身体状况等进展情况而定。

（3）现在靶向药都有一、二、三代了，怎么选？这既要看患者治疗价值和治疗意愿，又要看经济能力，尽管抗癌靶向药入医保又降价，包括个人自费在内的吃药成本要考虑；要尽可能保障生存周期长，药物毒性也要尽量低，这需要精密计算，不同的人，甚至同分期肺癌，因为是男患者还是女患者都可能不同药。

（4）别轻易靶向治疗"转"免疫治疗。如今社会对于肿瘤免疫治疗的热情前所未有地高涨，但是，作为新希望的免疫治疗，存在着有效率低、起效缓慢等特点，目前国内已有俗称"A药""O药""K药"等多个药物上市。国内患者最常用、上市最早的O药（Opdivo，纳武单抗），研究证实有效率为16%，如果因为基因突变正在吃靶向药，肿瘤无进展情况良好，那贸然改吃O药，"不是好主意"。

如果是小细胞肺癌，没有基因突变，吃不了靶向药，那免疫治疗就可以重点考虑。

此外，以为免疫治疗就不用化疗了，这也是很错误的想法，事实上今年的医学研究成果发现，如果免疫治疗联合化疗，可大大提升治疗有效率，不再是16%，而是40%–50%了。

肺癌防治Q&A

问：提防肿瘤复发要看"肿瘤标识物"水平，可我这项指标忽高忽低，怎么回事？

答：大部分的医学专家都认为，肿瘤标识物指标的特异性差，我们不主张将肿瘤标识物检测作为肺癌治疗后的复查手段，把它作为治疗决策依据更不行，多抽两口烟，多吃几口肥肉，都可能影响指标了。

问：吃药要检测我知道，那我要一代药换二代药，还要再检测吗？

答：要的。耐药、换药都需要重新检测基因突变情况，而且检测是病理组织先行、血检（血液循环肿瘤DNA）补充。

问：正在吃特罗凯，病缓解了，现在的新药一代又一代，要换吗？

答：建议还是保持特罗凯方案。靶向药未耐药就别换，这意味着与肺癌打仗中，武器管用，有必要将这武器功力发挥到最大，而不是打一枪换一炮。

问：肺癌患者饮食宜忌有哪些？我患病4年了，坚持吃素，这样做可取吗？

答：肺癌患者吃素，完全是错误的！纯素饮食意味着蛋白质摄入不足，身体想抗击癌症都没有了武器，建议马上恢复并保持正常饮食，营养素均衡最重要。忌口问题，象蜂王浆、部分美容药物等含激素的要避免；中医说狗肉"热气"，我们也不建议食用；吃靶向药的患者，不要吃葡萄柚（西柚），连含其成分的果汁等制品都避免，因为西柚当中的呋喃香豆素及其化合物，抑制体内一种酶，干扰药物代谢，影响药物吸收。

问：哪些肺癌可用免疫治疗？治疗前也要做基因检测吗？免疫药可以吃多久？

答：如果不是"非小细胞癌"，比如是小细胞癌，没有基因突变，理论上可以免疫治疗和化疗联用；如果有基因突变，目前研究显示靶向治疗效果好，不建议联用或改用免疫治疗，因为可能毒性非常大。要明确的是，基因有突变与不突变，其实是两类肺癌，不能混淆。临床处理上，免疫治疗不用另行基因检测。至于免疫治疗做多久，还在讨论中，目前看最好能持续2年。

问：我做了低剂量螺旋CT，发现了毛刺肺小结节，这是不是癌变？

答：不用恐慌，肺小结节一半以上是良性的，建议首先到肺小结节门诊就医，区分良性、恶性再看是否做手术处理。

曹杰，聂玉强：
时常生闷气，胃癌风险高

专家简介

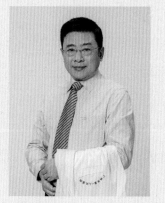

曹杰，广州市第一人民医院院长、广州消化疾病中心主任。

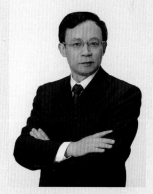

聂玉强，广州市第一人民医院副院长、广州消化疾病中心副主任。

  胃癌是最常见的恶性肿瘤之一，目前发病率占据我国消化道肿瘤的第一位。这个肿瘤常见于40～60岁的人群，但近些年临床已经出现一些二三十岁的患者，有年轻化趋势，男女患者比例大约为3：1。

胃癌发现早晚，生存率大不同

  胃癌的发病有"三高""三低"两个特点，高是指发病率高（达

30 ~ 70/10万）、复发转移率高（50%以上）、死亡率高（30/10万以上），低则是指早诊率低、根治切除率低、5年生存率低。

只有不到10%的胃癌患者在早期时发现病情，根治性手术是目前唯一可以治愈胃癌的手段，但许多患者发现得较晚，已经没机会做根治切除，因此根治切除率只有50%，胃癌患者整体的五年生存率也不到50%。

但是，如果按照不同的分期看，不同阶段胃癌的五年生存率大有不同。早期胃癌经过治疗，5年存活率可达到90%以上，但到了晚期，5年存活率只有10% ~ 20%，所以说，早期胃癌是不可怕的，关键是要早期发现。

偶尔一两天食欲不振没问题，但如果长期没胃口，或者吃饭正常，但体重一直往下掉，就要注意了。胃癌的早期表现并不明显，而当肿瘤增大、溃烂，才会感到上腹部有隐隐不适、疼痛，在肿瘤压迫下，患者可能会出现恶心、呕吐、食欲不振的症状，所以临床上胃癌的早期发现率往往不高。

伤胃因素：生活节奏快易"中枪"，紧张焦虑也"伤胃"

哪类人群需要特别留意胃部不适、避免胃癌风险呢？饮食不规律、吃饭快速，喜欢高盐、热烫、腌制、熏制、干海货、隔夜菜，常吃霉变食物，少吃新鲜蔬菜的人群，胃癌风险相对较高。

另外，长期酗酒或吸烟，长期心理状态不好，比如压抑、忧愁、思念、孤独、抑郁、人际关系紧张、生闷气等，胃癌危险性也明显升高。

近年来，临床上也见到不少二三十岁的胃癌患者。令人遗憾的是，年轻患者往往病情发现得较晚，而且由于身体"底子"好，癌细胞长得更快，因此预后往往比较差。这类人群一旦出现胃部不适，也最好做个胃镜。

通常冬天胃病患病概率会增加，因为冬天吃的东西凉，空气冷，会引发胃部痉挛导致胃不舒服，因此冬季要对胃部进行保暖。同时，大脑可以调节胃肠活动，很多人情绪不好，焦虑、抑郁都会引起胃不舒服。

不良生活习惯，如长期饮浓茶、烈酒、咖啡，吃过热、过冷、过于粗糙的食物，也会引起胃病。男性要戒除或减少不良习惯，如喝酒、抽烟、熬夜，女性则要避免吃太酸或太刺激的东西，最好服用易消化无刺激的食物，少吃过酸过甜食物及饮料，忌烟酒、浓茶、咖啡、进食细嚼慢咽。

长期服用非甾体类消炎止痛药，一定要防胃肠道副反应

不少老年人会同时服用多种药物，此时要留意有无"伤胃"的种类。引起胃病的常见原因，第一位是幽门螺杆菌，第二位则是化学因素，其中最常见的就是由药物引发的，包括长期服用非甾体类消炎药。往往有长期服用这类药的老人，胃部一直没什么不适症状，突然有一天就胃出血入院。服用非甾体类消炎药的患者50%患有胃黏膜糜烂，胃溃疡概率为10%～30%，而溃疡出血的概率为20%～30%。痛风药、激素、中药（如柠檬精、头痛散）等药物易引起胃炎。

这类药物不是吃一两次就会出问题，对胃产生影响首先是要长期服用，年龄大、女性或过去有过胃溃疡、出血、穿孔等人群，或是有同时共用阿司匹林、皮质激素、抗凝剂，高剂量地服用或频繁换用不

同的非甾体类消炎药，有饮酒等行为的人群，患胃病的风险更大。

阿司匹林、吲哚美辛等药物都会损伤胃黏膜，应该避免长期服用，但如果因为心脑血管、骨关节病、痛风等病必须使用时，就要留意：假如年龄在60岁以上，合并多种疾病，过去有过上消化道症状、溃疡病及其并发症或手术史者，使用非甾体类消炎药同时共用糖皮质激素或抗凝剂，或者是大量服用非甾体类消炎药，一定要预防胃肠道副反应，要加用保护胃的药，以免因预防、治疗其他病而"招惹"胃病。

萎缩性胃炎，可能发展为胃癌

慢性胃炎是不同病因引起的胃黏膜慢性炎症或损伤性病变，在临床上十分常见，接受胃镜检查的人群中有80%～90%患有胃炎。在胃镜下，胃炎分为慢性非萎缩性（浅表性）胃炎、慢性萎缩性胃炎、特殊类型胃炎，其中最值得关注的是慢性萎缩性胃炎。

慢性胃炎一般预后良好，而一旦出现慢性萎缩性胃炎，病情有可能会逐渐发展为胃癌。随年龄增长萎缩性病变的发生率逐渐增高。当出现症状时，往往胃的问题已经比较严重了。值得注意的是，因为胃的体积可以收缩变化，因此，疼痛的位置可能不是固定在一个点。

胃炎的检查方法中最直接的也是胃镜检查，活检可以帮助确定不典型增生还是癌前病变，经过胃镜，医生可以对胃部息肉进行切除。早期胃癌5年存活率大于90%，晚期胃癌5年存活率不超过20%。

长期的慢性胃炎、萎缩性胃炎演化到最后就是胃癌。一般的胃炎如果没有不典型增生，可以很多年查一次，如果发现伴有萎缩、肠化生、上皮内瘤变应定期随访，一般根据病情应6个月到2年随访一次。

如果是胃癌风险比较低的人群，比如年轻的患者胃不舒服，也可以先做吹气试验，查查有无幽门螺杆菌感染。如果幽门螺杆菌感染治好了、症状消失，就不用做胃镜了。

确诊：大便潜血试验可预警　胃镜确诊胃癌最有效

早期胃癌其实并不可怕，一旦确诊，力争尽早进行根治性手术，有可能治愈胃癌，五年生存期可达90%以上，手术后生存二三十年的人大有人在。化疗药物常用来补充手术疗法，在术前、术中和术后使用，以抑制癌细胞的扩散和杀伤残存癌细胞，提高手术疗效。而对病情不能施行手术者，化疗起姑息治疗的作用，可减轻症状和延长寿命。

当出现胃部不适，有几个辅助检查可以协助医生判断是否有胃癌的可能。比如血常规，因为胃癌患者长期失血、营养缺乏，容易出现贫血。另外，大约有30%的胃癌患者的大便潜血试验结果会持续阳性，而且潜血阳性在出现临床症状前的6～9个月就会出现，因此大便潜血试验是一项简单易行又能给人敲响警钟的检查。另外，一些血清肿瘤标记物、分子病理标志检查也能作为辅助检查。

目前胃癌确诊最有效的方法则是胃镜检查，40岁以上人群都应进行一次胃镜检查，尤其是40岁以上有胃部不适、食欲不振，或者胃溃疡进行内科保守治疗后，症状不缓解或有大便潜血的，建议不要耽误做胃镜的时机。检查没问题后可以两三年复查一次。许多人都惧怕做胃镜。实际上，现在的胃镜设计得比笔杆还细，另外也可以选择无痛胃镜。

防治：幽门螺杆菌是Ⅰ类致癌物，但不是必须清除

世界卫生组织已经把幽门螺杆菌确立为Ⅰ类致癌物，另外烟熏、腌制食品会在胃里转化为硝酸盐，与胃癌相关。酒精可使黏膜细胞发生改变而致癌变，吸烟也是胃癌很强的危险因素。流行病学调查还显示，胃癌发病具有家族聚集倾向，如果家中有亲属得过胃癌，胃癌风险会比其他人高。

目前医学界已经研究出幽门螺杆菌根除术。幽门螺杆菌在人类身体里已经存在了不少于两千年，中国有一半的人都是感染者，可能从我们很小的时候就开始携带。此细菌对药物的抵抗力很强，想杀死它很难，杀它的时候要吃三种药或四种药，除了药的种类多之外，吃的剂量也需要比较多才能根除，比较麻烦，但也不是均有效。因此，作为临床医生，不是让每个人都必须根除幽门螺杆菌，但如果患者有胃炎、胃溃疡等病史，或者家族遗传病史中有亲属出现胃癌，而患者又有胃炎的，就一定要彻底根除。

王捷：
远离肝癌　先防肝炎

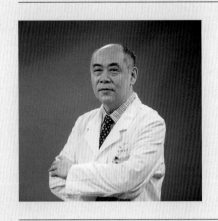

专家简介

　　王捷，我国著名肝胆外科专家，中山大学孙逸仙纪念医院肝胆胰外科教授、主任医师、博士生导师。

　　肝脏被称为"沉默器官"，肝脏损害的发生往往静寂无声，令人难以察觉，一旦出现疼痛等症状时，往往为时已晚。肝癌更是以其高发病率、高死亡率，被人们称为"癌症之王"。很多人至今不了解"乙肝—肝硬化—肝癌"的肝癌进展三部曲。在闻癌色变的同时，懵然错失阻断癌症进程的机会，甚至以不健康的生活方式，为肝癌的发生"添柴加火"。

肝癌原因逐个数

　　众所周知，引发肝癌的因素有病毒性肝炎、肝硬化、黄曲霉毒素、饮用水污染、遗传因素，以及糖尿病、吸烟、饮酒、砷暴露、肥胖等。

远离肝癌需截断"乙肝—肝硬化—肝癌"三部曲，首先要避免"沾染"肝炎。

乙肝是发展中国家肝癌的主要病因，乙肝患者患上肝癌的风险比常人高出100～150倍。丙肝则是发达国家肝癌的主要病因。

我国是乙肝大国，而广东有众多乙肝患者，15%～20%的乙肝患者在5年内发展成肝硬化，肝硬化患者肝癌发病率约为3%～6%，小三阳的患者20%最后会发展成肝癌。

在外部因素中，饮用水污染和黄曲霉毒素也是两大肝癌致病因素。王捷指出，曾有研究发现，在肝癌高发的农村地区，饮用受藻类污染的池塘水的居民，患病概率要高于饮用井水的居民。黄曲霉毒素的代谢产物黄曲霉素B1（AFB1）有强烈的致癌作用，被黄曲霉菌污染产生的霉玉米和霉花生等能致肝癌。

肝病治疗：早发现，早治疗，可能实现临床治愈

肝癌的"恶名"主要因其高死亡率。国内统计，确诊肝癌的患者五年生存率只有10%。"这个数字不仅包括了接受治疗的早、中、晚期肝癌患者，还包括诊断后没有治疗的患者。"王捷说。

实际上，晚期肝癌患者生存率极低，而早期小肝癌是可以通过手术实现临床治愈，但由于我国公众健康教育缺乏，肝癌患者往往一发现就已到了中晚期，导致治疗效果很差。

在国外，早期肝癌往往是在体检中发现的，及早干预使得治疗效果理想，患者生存率高。

具有肝癌高危风险者应该定期进行肝脏专项体检，包括乙肝两对

半、肝脏B超等。乙肝"大三阳"的患者和年过45岁的小三阳患者应该每半年体检1次，45岁以下的小三阳患者可以每年体检1次。

预防三要点：不饮酒、别碰霉变花生、远离藻污染水源

预防肝癌要从重视肝脏健康开始。

王捷建议接种乙肝疫苗，断绝乙肝传播可能，平时别碰霉变的花生等食物，不要饮用藻类污染的水源。

乙肝患者需进行规范的抗病毒治疗，平时少熬夜，别过度劳累，不要饮酒、抽烟，饮食注意均衡，少吃油腻食物，适度补充硒等微量元素。

对肝病患者来说，还要注意饮食方面的防控，例如有研究显示，过多摄入甜食、贝壳类食物，有可能促进肝癌的发生，而洋葱、胡萝卜及黄鳝等食物则有助于预防肝癌发生。

除此以外，还要注意，良好的心理状态有利于预防肝病，强迫、抑郁、焦虑等负面情绪长期累积，可会伤肝。

请肝病患者少听信广告中"黄绿医生"对肝病的宣传，其内容真真假假，旨在骗人钱财。做医生30多年，听到过很多民间治愈肝癌的传言，但没有一个得到确认。请肝癌患者相信科学规范的治疗，不要相信江湖游医。

陈亚进：
复发性肝癌，仍有机会挽救

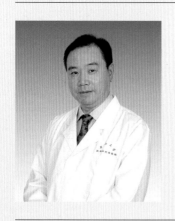

专家简介

　　陈亚进，教授，主任医师，博士生导师，中山大学孙逸仙纪念医院南院区管委会主任、肝胆外科主任，广东最早开展腹腔镜手术的专家之一。

肝癌手术：微创还是开腹？疗效无差别！

　　常常有患者问："得了肝癌，是做微创手术好还是开腹手术好，微创会不会切不干净呀？"

　　目前的结果显示，在手术患者中，微创腹腔镜肝癌切除和传统的开放手术的疗效没有差别。微创绝对不是少切一点，切除的范围和原则同开腹手术的要求是一样的。

　　事实上由于腹腔镜的放大功能，还有器械的精巧性，对出血解剖更加精细。但是对身体的创伤，却比开腹手术小得多。近几年来随着高危人群的体检意识提高，一些早期肝癌病例被发现的情况逐年增多，为开展微创腹腔镜切除提供了更适合的病例，也造福了患者。

复发或中晚期肝癌 控制肿瘤比切除更重要

很多患者患了肝癌，做了肝切除手术后一年多便复发了。这时候该继续手术呢，还是做介入治疗或是射频消融治疗？

肝癌容易复发是由于它本身的生物学行为所决定的，即使把肝脏换掉，肿瘤仍有机会在新的肝脏上复发。早期肝癌的复发率在50%以上，中晚期的更多，复发率为90%~100%。但是复发并不意味着肝癌进展到晚期或穷途末路，应该正确面对和积极应对肝癌的复发。

对于复发性肝癌，仍然要像初发肝癌一样，坚持以多学科综合治疗共识来确定治疗方案。实践表明，复发性肝癌只要符合再切除的条件，再次手术切除可以使这类患者的5年生存率提高10%，甚至还可以做微创手术，不是说做过手术的就不能再做微创了。有的患者做过三次微创，也有的患者做了两次开腹，第三次还可以做微创，这要根据患者的具体情况和医院的技术水平来综合考虑。无法手术的患者，还可以选择联合局部消融、介入治疗、靶向治疗等来达到控制肿瘤的目的。

特别需要强调的是，对于复发性肝癌或中晚期肝癌要避免过度治疗，有时候冒着巨大危险切除肿瘤并不能使患者获益，反复多次不恰当的介入和局部消融治疗甚至全身的化疗可能会造成肝功能和免疫系统的毁损，导致肿瘤进展更快。对于这类患者我们强调"控制肿瘤比切除肿瘤更重要"，在治疗和损伤控制之间找到平衡点，医生和患者都要接受把肝癌当成"慢性病"来控制的概念，急功近利往往事与愿违。

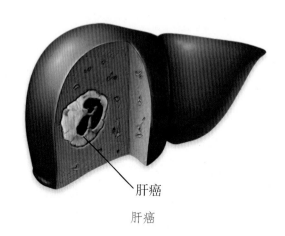

肝癌

肝癌

认识误区：肝癌手术会增加癌细胞转移风险

有些人担心，做手术切除肝癌，会增加癌细胞转移风险。这其实是一个误解。

肝癌的治疗，应遵循个体化治疗的原则。在治疗方法的选择方面，包括手术、肝移植、介入治疗、局部治疗、药物治疗等方法。但是，肝癌的多数首选治疗方案是以手术为主的综合治疗。

一般来讲，多数长期存活的肝脏肿瘤患者一定是做过手术的，"一刀治愈"或者手术后采取其他辅助治疗。目前还没有任何一种方法的治疗效果能够超越以手术为主的综合治疗方法。

杨衿记：
基因无突变，
肺癌使用靶向药物有害无利

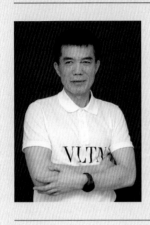

专家简介

    杨衿记，教授，主任医师，广东省人民医院惠福分院副院长、肿瘤中心肺一科行政主任。

    肺癌，已经成为患癌死因的首位疾病，让公众谈癌色变，患者与家属苦苦寻求正确的治疗之道。

早期非小细胞癌术后不化疗

    据《原发性肺癌诊疗规范（2011年版）》（以下简称《规范》），Ⅰ期非小细胞肺癌的综合治疗，首选手术治疗，包括肺叶切除加肺门、纵隔淋巴结清除术、可采用开胸或微创术；对于肺功能差的患者，可考虑解剖性肺段或楔形切除术加肺门、纵隔淋巴结清除术；完全切除的ⅠA期肺癌患者，不适宜行术后辅助化疗。不过，Ⅰ期小细胞肺癌需要化疗，首先行手术治疗，再辅助化疗4～6个周期。

完全切除的Ⅱ—Ⅲ期非小细胞肺癌，推荐含铂两药方案，术后辅助化疗3～4个周期，始于患者术后体力状况基本恢复正常，一般于术后3～4周开始。目前为止，没有证据表明要推荐术后靶向治疗。对于不可切除的局部晚期非小细胞肺癌，推荐同期或序贯的放疗、化疗。

中晚期不切癌　无须巩固化疗

单纯同期放疗、化疗仍应该是不可手术Ⅲ期肺癌的标准治疗；到了中晚期肺癌，可能要化疗，并用放射性方式联合控制病情。同期放疗、化疗后不需要巩固化疗，建议有条件的患者参加免疫治疗或分子靶向治疗的临床试验。

这让很多患者、家属不解：做了化疗、放疗肿瘤还在，为什么不巩固化疗了？其实，从2005年开始，国际多中心临床实验一直在做同期化疗补充研究，4年多共400多位患者参与实验，是否巩固化疗，患者的肿瘤无进展生存期差不多都是8～9个月，总生存期约为20个月。严谨的临床研究证实，两者根本就没有显著差别，巩固化疗的意义不大，反而花了钱，患者又要经受很大的毒副作用。

对不可手术的Ⅲ期患者，目前紧迫的需求是发展新的治疗策略，例如联合新的药物，肿瘤细胞免疫治疗或分子靶向治疗。推荐患者同步放疗、化疗后有效或病情稳定者，参加如注射瘤苗等临床试验。

晚期肺癌无靶试药　无利有害

很多人以为，晚期肺癌唯一的办法就是靶向治疗，但实际上相对晚期患者要分情况。没有基因突变的，以含铂两药方案为标准的一线治疗；有EGFR基因突变的，则推荐靶向治疗，直至疾病进展或毒性不能耐受。

这是因为，没有做EGFR基因检测，一线使用靶向药物可能有害。EGFR突变者使用一线靶向药物，可减少52%的肿瘤进展风险；而EGFR没有突变的患者使用一线靶向药物，却增加185%的肿瘤进展风险！

有一种特殊情况，就是EGFR检测没有做，但患者真的很痛苦，体能情况也不允许化疗，那可以使用靶向药物做一线治疗吗？答案是可以，但仅限于临床优势患者（从不吸烟或少抽烟、肺腺癌的东亚人种），且需要患者充分的知情且同意。此时，如果存在EGFR突变，这些临床优势患者可减少36%的进展风险，虽打折扣，但仍获益。

此外，很多患者觉得，现在靶向治疗那么好，就再也不愿意放疗、化疗了。对于EGFR突变患者而言，既要靶向又要化疗，才是最优的。临床证实，如果只化疗，中位生存期是11.7个月；只靶向，中位生存期是20.7个月；靶向+化疗，中位生存期则达30.4个月。

如果一线治疗方案失效，要如何考虑二线治疗？EGFR野生型晚期肺癌二线治疗，还要检测EGFR突变状态，看是否阳性，靶向药物厄洛替尼显著优于安慰剂；吉非替尼与多西他赛平分秋色。二线化疗（培美曲塞、多西他赛）则显著优于靶向药物。

千万别轻信所谓"原药粉"

手术、化疗、放疗是传统面对肺癌的"三板斧"。比如晚期患者传统做法是化疗，化疗有效率是30%～40%，而化疗前，患者是否属于那30%～40%？不知道。

随着医学技术的进步，靶向药物治疗中晚期肺癌越来越成为一条新路。

目前，我国肺癌患者85%是非小细胞肺癌，超过30%有EGFR基因突变，目前EGFR基因的突变点已经找到28个，找到肺癌驱动基因的54%，针对驱动基因找到了抑制药物；其余30%，也正针对找到的驱动基因，全力寻找抑制药物，预计五六年后可全部找到。

在令人鼓舞的进展中，很多临床发现也让人担忧。一种情况是患者因为不愿或无力负担基因检测费用，干脆不做配型就要求医生开靶向药物吃，等于是乱用药物试病情。据了解，国内目前EGFR基因送检率只有20%。使用未证实有基因突变的靶向药物，不仅患者要忍受较大的副作用，而且病情发展还得不到控制。

第二种情况则是轻信所谓"原药粉""某国版"靶向药。正规使用的靶向药，是经由卫生部门认可及批准的，有明确的成分、严格的工艺、严谨的临床试验等支撑的，国产药物的月费用大概在1.5万元左右。然而，不少人却听信"仿版药更便宜"，但安全性堪忧。

汪建平：
对付大肠癌，二级预防更有效

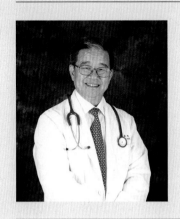

专家简介

　　汪建平，我国著名结直肠癌专家，中山大学附属第六医院荣誉院长，直肠癌联合诊治中心首席专家，美国外科科学院院士，中华医学会外科学分会结直肠肛门外科学组原组长。现任亚太地区肠造口康复治疗协会中国区主席。

　　大肠癌是指发生于大肠上皮的恶性肿瘤，从部位上又分为结肠癌和直肠癌，是严重威胁大众健康的常见、多发疾病，在所有的癌症中，发病率排第三位，仅次于肺癌、乳腺癌。

大肠癌与广式饮食有关？失之武断！

　　四成癌症患者，患癌原因与饮食不当有关，大肠癌也是如此。糖、动物脂肪和胆固醇摄入过多，膳食纤维化和维生素缺乏，以及在高热量饮食的同时，运动太少，都是诱发大肠癌的高危因素。

　　有人说，经济发展水平高导致生活方式西化和广式饮食是导致广州人结、直肠癌高发的罪魁祸首。作为一名从事肠癌防治工作数十年的资深外科专家，认为这一说法失之武断。

生活健康、饮食平衡、热爱运动的人却得了大肠癌，并不罕见。与此相反，有些抽烟、喝酒、胡吃海喝的人却没有得大肠癌，这是为什么？生活健康、饮食平衡是对所有癌症的预防方式，不是专门针对大肠癌的预防，实际效果也并不绝对。即使严格按照"管住嘴、迈开腿"的健康生活原则去做，也不能百分之百保证自己能躲过癌症的侵袭。

大肠癌预防：年过45岁，应做肠镜

大肠癌是可以预防的，最有效的预防手段是二级预防，也就是通过早期筛查来截断癌变的路径。90%的肠癌患者一发现就已到中晚期，非常可惜。

四类高危人群应定期做好肠癌筛查：45岁以上人群。过往有结肠腺瘤、炎症性肠病（尤其是溃疡性结肠炎）病史人群。有结直肠癌或息肉家族史人群。患有家族性多发性腺瘤息肉病及其变异型、遗传性非息肉病性结直肠癌（Lynch综合征）的人群。

一期大肠癌的五年生存率是93%，大多数患者是可以治好的。二期大肠癌五年生存率也有80%。三期淋巴结转移的患者，五年生存率则降到60%，远处转移的患者通过进行积极的治疗，能让生存期明显延长。但是中晚期的大肠癌，治疗手术费用3万~5万，化疗费用20万~40万，前后8个月都很痛苦。早期大肠癌，费用3万~5万，休息1周左右就可以出院。因此，有患大肠癌风险的人群一定要做肠癌的筛查。

肠镜是肠癌筛查的金标准

大肠癌根据发生位置不同，可分为结肠癌和直肠癌。中国大肠癌患者中，肿瘤发生在直肠部分的比例高，而中国的直肠癌还有一个特点，就是发生在低位的比例也高，肿瘤位置更靠近肛门，70%可以靠手指触摸得到。

肛门指检有利于肠癌的筛查。只要方法得当，肛门指检的不适感并没有想象中那么强，关键是要配合医生，尽量放松，只要肌肉群放松了，就不会太难受。

96%的结直肠癌是由腺瘤性息肉发展而来，需要10～15年才会进展为癌，早期发现并切除息肉，可显著降低癌变风险。常用的大肠癌筛查方法包括问卷调查患病家族史、粪便潜血检验（FOBT）和全结肠镜检查。

其中，粪便潜血检验作为初筛手段，假阳性率比较高，而肠镜检查才是诊断大肠癌的金标准。有些患者对肠镜不太接受，其实，做肠镜的感觉并不如人们想象中那么可怕。在足量的镇静药物作用下，99%的人可在结肠镜检过程中充分放松，大多数甚至根本记不起检查时有什么特殊的感觉。如果是经验丰富的专家，肠道穿孔风险不到千分之一，而操作过程中出血的比例不到百分之一。

近年来，其他的检查手段，例如肿瘤标记物和基因检测，也被运用于大肠癌的筛查之中。现在国外发明了一种新型粪便基因筛查，不用一开始就查肠镜。粪便中发现肠癌阳性，再做基因检测，如果基因检测有问题，依旧需要查肠镜确认。粪便基因检查能查出92%的肠癌和42%的大腺瘤，特别适合查出粪便潜血阳性又不愿去做肠镜的人群。

大肠癌防治Q&A

问：大肠癌引发肠梗阻，有没有什么办法缓解？

答：如果是比较低的位置，做一个支架撑起来，然后做一些治疗让他缩小再做手术。如果在比较高的位置，可以放一根管，把上面的东西通下来，不那么胀之后进行治疗，然后再做手术。不管什么情况下，只要梗阻就一定要经过这些治疗方式，最后的方法就是把这块地方切掉。

问：我刚切除胃息肉，查出感染了幽门螺杆菌，请问对肠癌的发生是否有影响？

答：幽门螺杆菌跟肠癌的关系不明显，但是跟胃癌、胃的淋巴瘤有相关性。

问：如果切除肠癌，什么时候去复查？

答：如果完全治好，跟正常人一样，2～3年复查一次，如果观察期5年内，我们希望前3年每半年查一次，后两年每年复查一次。一旦发现复发就及时切除，这是最重要的。哪怕是转移到肝脏，也有办法可治疗。

问：大肠癌的患者年事已高，有很多基础性的疾病，做胃肠镜的检查是否会增加风险，是否有年龄的上限？

答：75岁以上人士做肠镜要慎重，要让医生做非常充分的评估，包括心血管有无病变，不要随便进行肠镜检查。肠镜检查到专科做，更为规范。

胡伟民：
大肠癌有五大早期信号

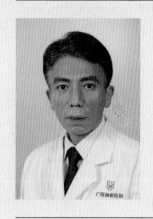

专家简介

胡伟民，广州医科大学附属肿瘤医院副院长，胃肠肿瘤外科主任医师。

大肠癌是一种进行性发展的疾病，一旦发病，健康状况就会每况愈下，这种变化通常以月计算，病期越晚，治疗越困难。因此，早期发现、早期治疗极为重要。最重要的是，早期大肠癌通过规范化治疗可以治愈。

大肠癌早期信号有哪些

一是便血，这种便血通常是黏附在大便的表面，颜色有鲜红有暗红，而且大便表面还会有一些鼻涕样的黏液。这跟因痔疮而导致的出血不同，痔疮引起的出血往往是鲜红的，而且会成滴。

二是大便习惯改变，比如出现便秘、腹泻、里急后重等症状。

三是腹痛，主要是便前、便后有隐隐的腹痛。

四是腹部有肿块，其实已是中晚期表现了，但对个人而言，也可能是利于发现的一个特征。

五是出现没有食欲、贫血、消瘦、发热、无力等全身症状，通常也属于中晚期表现，但在早期也会出现。

一般而言，年龄越大，发病率越高。中老年人出现上述信号，应高度重视，及早就医检查。

调节生活方式可预防结肠癌

结肠癌是所有癌症中最有可能被生活方式调节预防的，通过以下这些方法，可以降低结肠癌发生风险。

第一，在饮食方面，限制对红色肉类、饱和脂肪以及各种加工食品的摄入。多吃水果、蔬菜、全谷物、坚果、豆类等健康食物。

第二，维持正常的体重指数（BMI），BMI是反映体重以及脂肪是否超标的指示器。因此，注意不要让BMI超标。

第三，要有规律地锻炼。每周至少3～5次。

第四，养成良好的生活习惯。减少酒精饮料的消费。如果一定要饮酒，男性每天不要超过两杯，女性每天不超过1杯。如果吸烟，必须下决心戒除。

第五，注意筛查。40岁以后，大肠癌患病危险性会上升，因此，40岁以上的人群最好每年排查1次大肠癌，主要包括每年1次的指检、每年1次的隐血试验和3～5年1次的肠镜。50岁以后，要进行规律地结肠镜筛查。如果有家族史或者结肠息肉病史，则与医生商量从更早年龄开始筛查。

大肠癌防治Q&A

问：大肠癌如何早发现？从腺瘤到大肠癌，要经过多长时间？

答：平均要七八年才能从腺瘤发展到大肠癌。年过45岁的人应定期做肠镜，一发现腺瘤就及时切除。

问：大肠癌能否通过验血发现？不用肠镜行不行？

答：单靠验血不行，如果肿瘤标记物不断升高，则怀疑有肿瘤可能，要确诊必须做肠镜。

问：大肠癌患者可做生物治疗吗？

答：可以，但生物治疗的效果有多好，应该客观看待，目前医学界还在探讨，没有定论。

问：溃疡性结肠炎能否治愈？

答：治疗比较困难，建议到专业的消化内科进行治疗。

问：黏膜管状腺瘤须摘除吗？

答：有恶变可能。需要摘除。

问：结肠息肉术后半年，有嗳气、反酸，是否手术并发症？

答：这种情况说明你的肠道功能没有调节好，不是手术的问题。

问：早期肠癌内窥镜切除效果如何？

答：要慎重，因为一旦癌变，在肠镜下切除，即使没有肿瘤残留，也要密切观察。有三个原因：一是肿瘤一旦恶变，是向肠壁下面浸润生长，仅靠肠镜切除，有时切不干净；二是因为有一成的黏膜内患者，有可能出现淋巴结转移，在肠镜下做切除是不够的；三是肠镜下切除后，定期观察的频率要增加。

要判断肠癌是否适合在肠镜下切除，要看肿瘤生长的深度。肠癌是黏膜上皮癌，如果穿透了黏膜，到了基层，则不适合做切除。要交给医生来判断。T1期肠癌，也就是没有穿透黏膜的肠癌，可以用肠镜切除。

刘海鹰：
保持肠道微生态平衡，有助预防肠癌

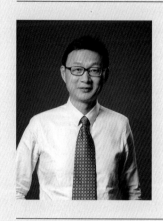

专家简介

　　刘海鹰，主任医师，广州医科大学附属肿瘤医院大外科主任、胃肠肿瘤外科主任、营养科主任。

　　益生元、益生菌这些经常在广告里出现的词，真的有那么神奇吗？它们跟人体的健康究竟有什么关系？应当说，补充有益菌或益生元，的确可促进大肠微生态平衡；保持大肠微生态平衡，有利于预防结直肠癌。在日常饮食中，多喝酸奶是一种最简便的增加有益菌的方法。

大肠微生态影响结直肠癌的病变过程

　　以细菌为主的人体微生态，对人体健康有直接的影响。尤其是在大肠里，细菌本身已经占所有细胞数量的90%。大肠微生态这个复杂的生态系统，在人出生后两年开始发展，一直变化，直到人死亡。也正是这个复杂的生态系统，有可能影响结直肠癌的病变过程。

大肠微生态与结直肠癌的发病机制有着相关性。大肠微生态不仅能调节新陈代谢过程，也能把在胃、小肠没有消化的物质消化掉。然而，由于人们饮食习惯的改变、食品污染、药物（抗生素）的滥用、现代医疗的副作用等，导致大部分人的肠道微生态失去平衡，其中人的饮食习惯是结直肠癌癌变的重要外来因素。

高纤维饮食预防结直肠癌

流行病学显示，含有大量脂肪与蛋白质的西方饮食与结直肠癌发病率有正相关，而高纤维的饮食有预防结直肠癌的作用。高纤维饮食能让大肠微生态进行糖分解的发酵，产生许多短链脂肪酸，包括醋酸盐、丁酸盐和丙酸盐，而已有研究表明，丁酸盐对预防结直肠癌有一定的作用；相对来说，高蛋白的饮食结构会促进蛋白水解的发酵，导致许多炎性和致癌代谢物的产生，例如酚类、氨和氮代谢物，而高脂肪的饮食结构会促进胆汁分泌，而肠道内的致病细菌能将胆汁内的胆酸转化成致癌的脱氧胆酸和石胆酸。

简而言之，胃肠道微生态平衡失调，容易导致便秘、肠道炎症、肠道息肉、腺瘤，时间一长，容易演变成肠癌。

补充有益菌可促进大肠微生态平衡

要保持大肠微生态的平衡，就需要增加有益菌的数量，减少有害菌的数量，包括三种办法。

第一种增加有益菌的方法就是直接补充有益菌。比如，吃益生菌粉或者喝酸奶饮料，服用益生菌粉的主要优势是它的益生菌含量足够多，并且是经过试验证明的有效菌株，唯一的缺点是服后经胃酸的破坏，其益生菌数量会明显减少。而酸奶对运输过程、储藏条件要求较高，同时经过胃酸考验后，益生菌数量也会大大减少。因此，酸奶有益菌增殖的效果也会受到影响。

第二种增加有益菌的方法是补充益生元。益生元是一种有利于刺激有益菌群生长的营养成分，相当于有益菌的土壤，能增加有益菌的数量。成功的益生元，应是在通过上消化道时大部分不被消化，却能在进入肠道以后被肠道菌群所发酵，而且，它只是刺激有益菌群的生长，没有潜在致病性或腐败活性的有害细菌。

第三种方法是对于部分严重肠道菌群失调的人直接补充粪菌。即从正常年轻人体内采取的粪便制成粪菌胶囊，直接口服，达到治疗严重菌群失调的目的。

现在市面上比较常见的益生元，主要有低聚果糖、低聚半乳糖、低聚木糖以及低聚异麦芽糖。其中，低聚果糖和低聚半乳糖已经被美国FDA认证为安全食品，并且已经发展成现在奶粉里边必有的食品添加剂。实验表明，每天服用8g的低聚果糖能显著增殖双歧杆菌属。打个比方，摄入益生菌粉，就像撒种子；摄入益生元，就像是施肥料。

最近，《科学》杂志发表的研究文章认为，胃肠道微生态的平衡，还有可能影响化疗药物的代谢过程，增加药物功效。在不久的将来，某些化疗药物可能需要在患者的大便监测之后与某种益生菌制剂同时共用，成为整体的治疗方案。总之，胃肠道微生态的平衡，在预防以及治疗癌症方面的作用，都将越来越得到大家的重视。

多喝酸奶是增加有益菌最简便方法

要维持肠道微生态平衡，在平时生活中就要养成良好的生活习惯，并注意补充益生菌和益生元。在日常饮食中，多喝酸奶是一种最简便的增加有益菌的方法。

早在1971年，日本就有一个研究团队发表文献，认为酸奶可促进胆固醇的代谢；1985年，由生物学专家Gilliland带领的美国团队做了动物试验，发现酸奶里的乳酸杆菌属有调节动物胆固醇的作用，原因可能是益生菌的代谢抑制了胆固醇合成酶，从而导致更多的胆固醇从肠道的排出；1995年，研究人员发现，有益菌可能干扰胆盐在肠道里的吸收，减少血液胆固醇合成；1997年，研究人员又发现，有益菌本身能消化胆固醇，减少胆固醇的吸收。

近年来，研究人员在人体临床试验中，通过研究乳酸杆菌和双歧杆菌的各种菌株，发现益生菌对高血脂有治疗作用。

酸奶里边的有益菌还有助于肠道对钙的吸收。美国一项临床研究中发现，每天服用8g的益生菌制剂，能显著增加儿童的钙吸收，其中的机制应该与肠道酸碱性有关。因为肠道内的环境是偏碱性的，像钙这种难吸收的营养素是碱性物质，在碱性的环境里，钙比较难溶解和被吸收，而肠道益生菌产生的短链脂肪酸，例如丁酸盐，能把肠道环境稍微变酸，从而促进钙的溶解以及吸收。

肠癌防治Q&A

问：常便秘会否更容易得肠癌？

答：临床上发现有不少肠癌患者，回溯病史时发现患有慢性便秘多年。最好能改善便秘症状。

问：喝酸奶相当于吃益生菌？什么时候喝最好？

答：差不多。喝酸奶没有绝对的最佳时间，晚餐后一个小时喝即可。

苏逢锡：
乳腺癌不能"一刀切"

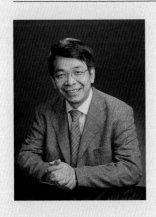

专家简介

苏逢锡，教授，博士生导师，中山大学附属第二医院乳腺医学部主任医师。

乳腺癌是女性最常见的癌症，素有"红颜杀手"之称，近年来发病率升高，在我国有年轻化的趋势。不过，一个数据是强力的"定心针"，那就是：只要发现及时、治疗规范，早期乳腺癌的治愈率可高达90%。

目前预防乳腺癌的手段有哪些？用手摸乳房定期关注是否有肿块就能及时发现乳腺癌吗？目前治疗乳腺癌的有效手段有哪些？得了乳腺癌，乳房该切还是该留？

"自摸"筛查不靠谱B超和钼靶检查才有效

在乳腺癌患者群体中，年轻的面孔越来越常见，有不少人不重视专科筛查，以为平时做乳房自检没有发现异常就"万事大吉"，没想到摸不着的"癌魔"早就在体内"潜伏"，等到发现时病灶已经转移到腋窝，错过了早期治愈的良机。

乳腺癌的筛查一般年龄的分隔定在40岁左右，但我国乳腺癌发病有年轻化趋势，35岁以前患病者在乳腺癌病例中占据10%～15%，而欧美的高发年龄在65岁以上；我国乳腺癌的高发年龄在48岁左右，45～50岁和60～65岁两个年龄段是高发时期。结合我们的国情，建议女性35岁以后就要重视定期做乳腺癌筛查。

目前乳腺癌早期筛查主要通过两个特定手段，一个是B超，另一个是钼靶检查。B超筛查建议35岁以下女性做，普通女性一般35岁以下不必做钼靶筛查，超过35岁后再考虑"乳腺钼靶+乳腺超声"的筛查组合。

四类人群需要做基因检测

一般人是否可以去做个基因检测提前解码自己的生命奥秘呢？普通人没必要做基因检测，由医生选择高危人群做基因检测更有针对性。

实际上遗传性乳腺癌只占5%～10%。参考美国临床肿瘤学会建议，存在以下四种情况的女性才建议做基因检测：

（1）有两位以上的一级亲属（指一个人的父母、子女以及兄弟姐妹）患乳腺癌，并至少有一位一级亲属患有卵巢癌。

（2）有超过三位一级亲属在50岁之前诊断为乳腺癌。

（3）有两位姐妹在50岁前诊断出乳腺癌或卵巢癌。

（4）有一位一级亲属患双侧乳腺癌，双侧卵巢癌，或同时有乳腺癌和卵巢癌。

乳腺癌的发病原因

大部分乳腺癌在长期多因素作用下发生，遗传因素只是其中之一，其他相关影响还包括性别、年龄、饮食习惯等。

性别：99%乳腺癌发生在女性身上。

遗传：目前对乳腺癌易感基因BRCA1和BRCA2的突变的研究可以解析大部分遗传性的乳腺癌，但大约只有5%～10%的乳腺癌具有遗传性。

年龄：我国乳腺癌患者发病年龄呈现"双峰"特点：第一个高发年龄是45～50岁，第二个高发年龄是60～65岁。

饮食习惯：常吃反季节食物，长期摄入脂肪过量、嗜酒、嗜烟等。

其他因素：影响乳腺癌的其他因素还有很多，比如常用激素类药物或激素类化妆品、反复受到电离辐射、患有乳腺其他疾病等。

饮食预防乳腺癌

提到防癌，大家最关心的是吃什么或者不吃什么。比如对预防乳腺癌，豆浆到底能不能喝？

影响乳腺癌的主要是人体雌激素，豆浆含的是植物雌激素，它可以替代人体雌激素，双向调节女性体内的雌激素水平，当人体内雌激素不足时，它可以与雌激素受体结合起到补充雌激素的作用；而当体内雌激素水平过高时，它能起抑制作用，降低人体的雌激素水平。从这个角度看，适量吃豆类食品对预防乳腺癌是有帮助的。

早期乳腺癌能保乳要尽量保

相当一部分女性认为，与其身上挂着"定时炸弹"，不如切掉，从此成为失乳女性。随着发病人数增长，失乳女性的群体正在逐渐壮大。

以前，乳腺癌治疗的观念是让患者接受"最大可耐受治疗"以"保命"，但这并没能提高疗效。

随着医学的发展，强调精准化、个体化的"最小有效治疗"理念越来越深入人心，这从一定程度上减少了过度和盲目治疗，在减少患者伤害的同时也提高了疗效。

特别是对于早期患者，只要符合保乳指征、能保尽保已成乳腺癌手术治疗的主流趋势。越来越多的研究显示，保乳的生存与切乳持平，甚至更好。

荷兰一项对4万名早期患者的研究，比较了保乳手术联合放疗对比乳房全切术患者的预后，结果发现前者比后者可改善早期乳腺癌患者的10年总体生存率。

我们团队追踪近10年约2000个早期病例，发现保乳和切乳不管是在总生存率还是术后复发率，都与国际上相关研究数据一致，部分保乳患者生存得更好。

早期治愈率可高达90%

乳腺癌在众多癌病中治疗效果比较好，其中一个重要的原因，就是治疗手段多样，而且基本都能让患者不同程度获益。

目前乳腺癌常见的治疗手段有手术、化疗、放疗、生物学治疗、内分泌治疗等。早期的治疗建议以手术为主，再配合其他手段的综合治疗，治愈率可高达90%。然而，很多患者只愿意接受手术，或者只愿意接受化疗，其实盲目强调单一性的治疗并不可取。

在治疗手段的选择顺序上，以前一般认为应首选手术，术后再进行化疗，但现在先做化疗再手术也不少见。

有经验的乳腺专科医生会结合患者的个体情况做更合理的调整，比如，对一些肿瘤比较大、不容易切除的，先选择化疗让肿瘤缩小再做手术也可以。

对早期乳腺癌的治疗已经有很多共识和经验，可以沿用专业的指南来做；但晚期的乳腺癌治疗，同样的手段用在不同分型和分期的患者身上，有些治疗效果差别还是挺大的，所以更强调个体化、精准治疗，这很考验医生的综合能力和临床经验。

有的医生习惯频繁换药，一两个月没效就直接换，很快把所有的药都换了一轮，这是很浪费的，要像持家一样节俭，确定一种药无效再换。

乳腺癌一旦发生转移，患者的生存率就会明显下降。所以，即使是早期治愈，也莫忘定期随访并在专科医生的指导下防复发。

切掉乳房就是除去了"定时炸弹"？

保乳是当前早期乳腺癌标准治疗模式，欧美国家当今的保乳手术开展率约为60%。

目前，我们团队在国内首先开展保乳手术，应用于早期乳腺癌患者以及乳腺癌哨兵淋巴结活检的临床研究，保乳率达57%，保腋窝率42%，达到国际水平。

但在我国，保乳手术仍未广泛开展，一些大型三甲医院保乳手术开展率也仅为10%左右，一方面因为保乳是个复杂的系统工程，需要多学科配合；另一方面，国内对保乳治疗的基本理念不甚理解，部分医生的观念还相对滞后，而不少患者也以为切除乳房就意味着拆除了"定时炸弹"，可以"一了百了"不复发。

事实上，即使把乳房全切除了，"定时炸弹"也不意味着就消失了。乳腺癌实际上是一种全身性的疾病，癌细胞并不只存在于乳房内。即使切除了乳房，"潜伏"的癌细胞仍然可以通过血液、淋巴扩散到其他器官。

目前，国际上支持保乳手术的专家认为，保留乳腺这一靶器官可能有助于保存部分免疫功能。即使"潜伏"的癌细胞有一天"复辟"跑回"老据点"还可再次手术治疗。

如果切除了乳腺，癌病一旦"复辟"，可能另觅"新据点"，更容易出现远处转移，威胁患者生命。

临床上只要符合保乳指标，应"能保尽保"。早期乳腺癌病灶大小在3厘米以下都有机会保乳。

不过，保乳也不能盲目，对于中晚期确实无法再保乳的患者，该切还是得切。

专科规范治疗生存率可提高7%

乳腺癌的多种治疗手段对于大部分患者都有效，但关键是要接受正规治疗。很多中晚期患者在早期发现后盲目求医，到非专科就诊，甚至自己道听途说乱用药，耽搁了病情。特别是一些边远地区的患者，即使早期发现了，仍然要走一年以上的弯路才选择到专科接受正规治疗。

英国有研究团队曾做过一个乳腺癌死亡率的调查，发现患者在乳腺肿瘤专科治疗与在非专科治疗相比，总生存率要高7%，专科诊治的重要性不言而喻。

特别是近10年来乳腺癌治疗技术发展迅速，治疗手段更丰富，更强调精准化、个体化的综合治疗。如果不是乳腺专科医生，对乳腺癌治疗的新理念和技术往往跟不上，自然会影响疗效。

乳腺癌防治Q&A

问：乳腺囊肿、结节的钙化怎么处理？

答：钙化有良性、有恶性，表现不一样，像泥沙一样的钙化恶性的概率大一点，如果还伴有结节就需要特别关注。良性的钙化不用做进一步的处理。这些都要结合B超或钼靶进行评估。B超和钼靶能够帮助我们诊断绝大多数的肿瘤，如果少数不能判断的我们会建议做磁共振和其他检查。

问：预防乳腺疾病可不可以做胸部的按摩保健？什么情况下不能按摩？

答：按摩是治疗乳腺增生最有效的办法。怎么按？又按又摸就可以，但力度不能过大，有些患者是因反复外伤导致乳腺癌。得了乳腺癌的患者肯定不能做按摩，越按摩越会导致肿瘤细胞扩散。

贾卫娟：
乳腺癌患者不要只吃五谷杂粮

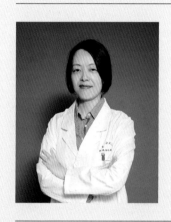

专家简介

  贾卫娟，副主任医师，中山大学孙逸仙纪念医院乳腺外科副主任，现任乳腺外科副主任。

  很多人存有疑问，为什么做了乳腺癌切除手术后还要化疗呢？因为手术无法切掉所有的癌细胞，术后有些很小的癌细胞在体内处于"休眠"状态，也是以后复发的根源。化疗、内分泌治疗和靶向治疗可以杀死这些休眠的癌细胞。贾卫娟指出，乳腺癌最大的特点是它的发生发展与体内的雌激素水平和代谢有关系，激素受体阳性者须坚持内分泌治疗5～10年，但经常有人因为担心药物的副作用，自行停药，导致复发，非常可惜。

内分泌治疗后，如何应对"更年期症状"

  患者需要了解内分泌治疗的副作用。例如阴道干涩导致性生活质量下降，偶尔有阴道流血；子宫内膜癌患病风险增加；比较罕见的副作用有静脉血栓、肺血栓；绝经后的妇女可能出现骨量减少、骨质疏松、关节肌肉痛等。

很多六七十岁的患者感到很奇怪，为何到了这个年纪还会出现潮热等更年期症状？就是因为吃了药。四五十岁的患者服药后，卵巢功能受到抑制，也会造成更年期提前到来，出现潮热、烦躁、多汗等症状。患者可将副作用告知医生，医生将提供建议，帮助患者预防或缓解不良反应，或者换药。患者不要自行中断药物治疗。

对于本身处于更年期、50岁上下的患者，如果出现潮热，该怎么判断与药物的关系？不妨记录潮热发生的时间和环境，曾吃过的食物，看是否有潮热的诱因。

建议上述患者多做户外运动，可以随身携带扇子等降温工具，定期做一些耐力的运动锻炼，也有助于减少潮热。如果潮热比较严重，可以使用药物减轻症状。有些患者初始服药感到恶心，不妨餐后喝一杯牛奶，或睡前吃内分泌药物，有助于缓解症状。如果有头痛，可以吃一些非处方的镇痛药物。服药后乏力，如果不影响日常生活，可增加锻炼，例如在空气新鲜的环境中快走，骑自行车。

此外，芳香化酶抑制剂会导致骨量减少，骨质疏松。此时需要检查骨密度和骨类结构，如果有骨质疏松，要积极治疗。从预防的角度来说，要均衡营养，补钙，充分运动。

饮食建议：乳腺癌患者不要只吃五谷杂粮

乳腺癌的康复是一场"长征"，对于幸存患者来说，手术和化疗的治疗结束只是"长征"的开始。贾卫娟指出，康复者需要制定康复计划表，例如确定何时复查。

　　早期乳腺癌患者术后5年的复发率是最高的，60%患者在5年内复发，5年之后复发率越来越低。一般前3年每3～6个月做一次检查，第4～5年每6～12个月做一次检查，5年之后每年进行检查，乳房的自我检查可以每个月做一次，乳腺钼靶也是每年做一次。

　　中国女性得了乳腺癌之后，最常问的问题是"能吃中药吗"？其实，中药以及饮食疗法的疗效缺乏科学证据的支持，西医医生担心中药和营养品会跟乳腺癌药物产生冲突，降低药物的疗效，因此一般不赞成患者在化疗期间使用中草药。不过，对于晚期患者，如果吃西药效果不佳，也可以使用中药。

　　有些患者担心"吃得越好会把癌细胞养得越好"，容易复发。贾卫娟指出，吃得好坏与病情是否加速恶化没有必然联系；相反，癌症患者应该多摄取蛋白质和热量，以免因营养不良，增加住院的天数，营养不良提高死亡概率，会引发各种并发症，因此，乳腺癌患者要均衡营养。

　　有些乳腺癌患者每天吃素。医生不建议只吃五谷杂粮，这样会导致蛋白质和热量的摄取不足，做化疗时营养不良恢复慢，导致化疗推迟或者减量，会影响化疗效果，副作用也会大。如果只吃素食也会造成营养元素缺乏，如铁、钙、维生素B_6、维生素B_4等会缺失。乳腺癌患者从饮食搭配上应避免营养缺失，饮食要多元化，不能舍弃牛奶、蛋类等蛋白质食品。从防癌角度考虑，全麦糙米等谷类食物，花椰菜、高丽菜、花菜等含有防癌成分，含有植物雌激素的大豆也可以吃，但要尽量避免吃动物性雌激素。

乳房自查ABC

　　乳腺的自我检查一般在月经结束后5～7天进行，主要包括镜前观察、自我触摸，并建立一套适合自己的乳房保健计划，如定期接受专业的乳房检查、每月自我检查乳房并做记录，发现异常后立即去正规医院检查。

1. 镜前自检

（1）双手叉腰，看乳房是否自然下垂，颜色有无异常，乳头方向是否正常。

正常：乳房自然下垂，颜色均匀，乳头无溢液，局部无凸起或凹陷，乳头方向向下、向前、向外。

（2）双手垂放两侧，然后高举过头，再放回两侧，看乳房运动方向是否与双臂运动方向一致。

正常：双乳随双臂运动而升降。

（3）身体前倾，看乳房和乳头状况。

正常：双乳自然下垂，乳头无内缩。

2. 自我触摸

采取平卧或者侧卧姿势，由于大部分乳房部的肿瘤发生在乳房外上部，检查时要重点关注这个部位，同时对乳房部进行全覆盖。应该由腋下开始，延伸至乳房下皱襞，横向摸至胸骨旁。然后向上摸到锁骨下，再回到腋下。用右手检查左乳，此时左臂弯曲成直角，冲头顶方向平放。然后重复动作，检查另一侧。

采取平卧姿势时，用一只枕头垫在要检查一侧的肩膀下。乳房较大的女性宜采取侧卧转身姿势，例如检查右乳时向左侧卧，将右肩平放。

自我触摸时要注意手法，用示指、中指和环指的第一节在皮肤上划小圆圈，指尖紧贴皮肤触摸，不要离开皮肤，可以先在手上涂抹润肤霜后按摩，或者洗澡后进行。检查时，不要均匀用力，力量应逐渐加强。触摸乳房时不能抓或者捏。

马骏：
时常鼻"敏感"，并非鼻咽癌

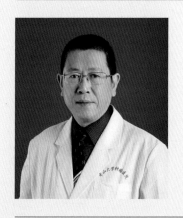

专家简介

　　马骏，教授、主任医师、博士生导师、鼻咽癌放疗首席专家，中山大学肿瘤防治中心常务副主任、中山大学附属肿瘤医院常务副院长。

　　人们经常问，我有过敏性鼻炎，会不会变成鼻咽癌？鼻咽癌是不是吃出来的？有没有传染性？公众的误解和担忧着实不少。

新技术维修"小房子" 邻居免遭"误伤"

　　鼻咽癌生长的位置非常隐蔽，会引发周围器官受损，因此，鼻咽癌的早期症状除了鼻涕带血、长期鼻塞，还会有耳鸣、听力问题、头痛、面麻、视物重影等。正由于位置特殊，鼻咽癌也给医生的治疗出了一个难题：虽然成功治好鼻咽癌，但容易造成后遗症。

　　过去使用的放疗设备精度不高，容易损伤语言、听力的功能，但现在随着调强放疗设备的使用，加上能够对鼻咽癌实施精准放疗，在最大限度抑制肿瘤的同时，尽量减少对周围组织的损伤。如今的患者再出现说不出话、听力障碍等问题的概率已经很小。

为何是你中招？当心环境促癌因素！

鼻咽癌可不可以预防？如果不是南方人，不爱吃咸鱼等腌制品，EB病毒抗体没有持续升高，这三个因素排除之后，得鼻咽癌的概率就会低很多。鼻咽癌的发生是一个多因素、多阶段的过程。一般认为具有遗传易感性的高发区人群，存在长期环境致癌因素和EB病毒反复激活的共同作用下导致肿瘤的发生。但是目前具体的发病机制还未完全阐明，因此也没有特别有针对性的预防办法。但是，有良好的生活习惯，少吃腌制的食品，保持乐观的心态，加强锻炼，都有可能降低鼻咽癌发病的风险。处于鼻咽癌高发区、有家族病史的人应及早进行鼻咽癌筛查，早诊早治效果好。

母子、兄弟姐妹同来门诊看病，这种情况很常见。鼻咽癌有家族聚集现象，28.2%的鼻咽癌患者都有癌症家族史，10%的患者有鼻咽癌家族史，鼻咽癌患者一级亲属（包括父母，子女，父母的兄弟姐妹）的发病率是其他人群的4~10倍。鼻咽癌的发生也和环境中的促癌因素相关，有报告显示移居国外的中国人，其鼻咽癌死亡率随遗传代数逐渐下降。而生于东南亚的白种人，其患鼻咽癌的危险性却有所提高。提示环境因素可能在鼻咽癌的发病过程中起重要作用。

广东省鼻咽癌高发区内的婴儿，在断奶后首先接触的食物中便有咸鱼。另外，鱼干、广东腊味也与鼻咽癌发病率有关。这些食品在腌制过程中均有亚硝胺前体物亚硝酸盐。人的胃液pH值在1~3时，亚硝酸或硝酸盐可转化成亚硝胺类化合物。这些物质有较强的致癌作用。

除此以外，某些微量元素，如镍等在环境中含量超标，也有可能诱发鼻咽癌。在患者的头发中，检测发现镍含量也有所增高。

确诊鼻咽癌　不能只看EB病毒抗体阳性

EB病毒主要感染人类口咽部的上皮细胞和B淋巴细胞，它的反复激活与鼻咽癌的发生和发展有密切关系。在我国南方鼻咽癌患者癌组织中大多都检测到有EB病毒基因组存在。患者血清里也有高滴度的EB病毒抗体。

在鼻咽癌早期甚至在发病前几年，就可以检测到EB病毒抗体升高。因此，生活在鼻咽癌高发地区的高危人群，建议每年常规检查这个项目。只需要抽少量的血，就可以检测病毒抗体滴度。目前用于鼻咽癌筛查的EB病毒抗体主要检查的是VCA/IgA（壳抗原抗体），EA/IgA（早期抗原抗体）。马骏提醒，只有壳抗原抗体（VCA/lgA）滴度超过1∶80，两大抗体任何一项持续升高才会被列入鼻咽癌的高危对象。

EB病毒抗体是鼻咽癌间接的检测方式，一旦发现异常，并不能就此确诊。要确诊鼻咽癌，还需要做鼻咽电子镜检查+活检病理确诊。

鼻咽电子镜检查就是从前鼻孔放入光导纤维镜穿过鼻腔进入鼻咽，通过镜头辅助观察患者鼻咽腔的结构，一旦发现鼻咽肿物，可直接在镜下摄取一块组织做病理化验，最终确诊是否患有鼻咽癌。

有些患者鼻咽病灶较为隐蔽，一次活检可能并不能取到肿瘤组织，患者拿到报告发现没有癌细胞，也不能掉以轻心。只要临床医生怀疑可能有鼻咽癌，就要继续按照医嘱进行活检，直到找到癌细胞。

确诊鼻咽癌　未必马上进入治疗

确诊鼻咽癌，患者通常很着急，要求立刻治疗。但是，病理诊断仅仅是诊断的第一步。目前鼻咽癌的诊疗模式是基于肿瘤的TNM分期的，T代表局部肿瘤侵犯情况，N代表局部淋巴结转移程度，M代表有无远处脏器转移。不同分期患者的治疗方式大不相同，比如早期患者只需要进行单纯放疗，而中晚期患者则要进行放疗和化疗相结合的综合治疗。

那么，为准确判定患者的TNM分期，这个时候还需要做鼻咽+颈部MR以及全身检查，来判定疾病的分期，才能为患者下一个准确的临床诊断，制定更个体化的治疗策略。

鼻咽癌防治Q&A

问：鼻咽癌有没有传染性？我63岁，鼻咽癌治疗后出现听力问题，怎么办？

答：鼻咽癌是不会在人与人之间传染的，但是有遗传性，比如说父母得鼻咽癌，小孩得鼻咽癌的概率比其他人要高。至于EB病毒的传染，大自然中有诸多呼吸道的病毒，但是否引发鼻咽癌，则要看个人是否有遗传因素。

治疗后，有一部分的患者耳朵出现问题，建议去看耳鼻喉科。如果中耳有积水，可做中耳的穿刺，可使得听力恢复。但如果是由老式放疗设备引发的，对听力的损害是不可逆转的，想改善听力的话，建议及早配助听器。看是否能控制住。

问：体检连续三年检出EB病毒阳性，是否是高危症状？

答：属于高危的人群，不一定发病，每年要查EB病毒的抗体，还要附带查鼻咽镜，看是否鼻咽光滑，如果是光滑的话，抗体没有持续增高，可以持续观察。

问：为什么说"在鼻咽癌放射治疗后5年才能怀孕"？要小孩后，孩子会不会受到影响？

答：有一类鼻咽癌叫作妊娠鼻咽癌，发生在怀孕期间或者是生完小孩一年内，由于激素的水平增高，肿瘤在激素的刺激下，发展非常快。对于这类患者，如果是孕早期，首先选择保大人。鼻咽癌女患者最好能等病情稳定下来再怀孕，会安全一些。一般放疗半年之后，男患者要小孩是没有问题的。如果父母得了鼻咽癌，孩子的遗传易感性要比普通人强，小孩幼年时候不会得鼻咽癌，但要警惕到了30多岁以后，可能进入发病的高峰期，要留神疑似鼻咽癌的症状。

问：鼻咽癌做化疗是否是必选项？

答：早期的患者不用化疗，放疗就可以了。中晚期的患者可以先做化疗，把肿瘤打小，然后再做放疗，或者是放疗的同时加短程化疗。化疗方案非常复杂，要由医生根据患者的情况进行调整。

问：总有人担心鼻咽癌患者治疗完之后，依然有放射性。现在很多患者是家里的顶梁柱，治疗之后复诊基本正常，可以上班吗？

答：患者从机房里走出来就没有射线了，是安全的。如果化疗完之后半年，各方面恢复比较好是可以正常工作的。

问： 放疗后喉咙变小，吃饭困难，有没有办法解决？

答： 用老式放疗设备治疗，患者会出现咽部肌肉萎缩的情况，每次吃得少，很难达到理想的营养状态。最好能少食多餐，一日五餐。

问： 放疗后耳内流脓，有什么解决方案？

答： 鼻咽部有一个管道跟耳朵相连，这个管道闭塞后可导致发炎。也有一些患者发生感冒引起耳朵化脓，请耳鼻喉科的医生处理，他们会清洗掉，平时注意不要感冒，洗澡或者是平时不要进水。

问： 放疗影响发声，应该向哪个科室求助？

答： 放疗后出现的发声问题，我们考虑是神经的损伤，这种情况恢复效果不太好，可以向神经科求助，也许会有改善。

问： 喉咙嘶哑有三年了，做了各种检查没有问题，这是喉炎还是鼻咽癌？

答： 喉咙嘶哑有很多可能，我们要做检查来综合判断，不一定说是鼻咽癌引起的。

问： 鼻咽癌会不会骨转移，容易转移哪些部位？

答： 会有转移。转移部位第一位是骨，第二位是肺，第三位是肝。骨转移最重要的表现是骨头痛。

唐玲珑：
巧预防，远离鼻咽癌放疗后遗症

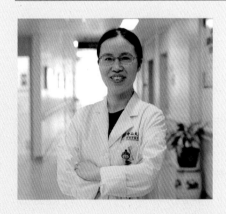

专家简介

　　唐玲珑，中山大学肿瘤防治中心放疗科副主任医师，擅长鼻咽癌放射治疗。

　　放疗是鼻咽癌的基本治疗手段。放疗结束后，3年内基本是3～6个月复查一次，以后每年复查一次，检查包括鼻咽磁共振及鼻咽镜排除复发，胸部X线或CT、上腹部B超及骨扫描排除是否有转移到其他部位。

放疗前后要注意保护口腔黏膜和皮肤

　　放疗前，最好到口腔科先处理口腔隐患，比如更换不合适的假牙、劈裂的牙齿、治疗龋齿等，如果患者放疗中出现了蛀牙，尽量避免拔牙，用抗感染的药保守治疗。

　　平时适当用唇膏滋润口唇，多饮水，保持口腔湿润。每餐后和睡前用软毛牙刷、温和的含氟牙膏刷牙。刷牙时先脱掉假牙，刷牙后彻底清洁牙刷，将牙刷头朝上放置以便干燥，每月更换牙刷。

晨起和每次刷牙后，用不含酒精的漱口液鼓腮含漱，漱口后30分钟之后再进食。自配淡盐水或绿茶水漱口，放疗后期可以小苏打水（碳酸氢钠），保持口腔碱性环境。漱口不要太频繁，时间间隔40分钟到1小时。

口腔黏膜损伤愈合前，尽量少戴假牙，如果条件许可，尽量把假牙放在0.2%氯己定液中消毒10分钟后再戴上。放疗期间要避免刺激疼痛，忌烟、酒，不吃酸、辣、烫、过硬的食物，以免刺激口腔黏膜。必要时可以用复方维生素B_{12}溶液，还可以使用喉风散、咽立爽、西瓜霜、银黄含片等，并可向医生求助。

放疗会导致脖颈处皮肤受损。唐玲珑提醒，千万不要贴胶布止痛痒，注意防晒，避免冷敷或者热敷，也不要在放疗处的皮肤上使用碱性肥皂、油膏、化妆品、爽身粉，更不能涂抹含重金属的药物如碘酒、万花油等，有些人喜欢涂茶油、橄榄油等油性物质护肤，也是大忌。

放疗期间，应该穿着宽松低领、棉质吸汗衣服，这样就不会摩擦到皮肤。要注意保持脖颈部皮肤局部干燥、清洁，每天用温水冲洗，可使用婴幼儿用的温和沐浴液，勤剪指甲，以免晚上睡着了抓痒弄破皮肤。当皮肤疼痛影响到睡眠或正常生活时，或者放疗处的皮肤破损、渗液时要告诉医生。

预防张口困难，需要进行张口训练

放疗后，有些人会出现张口困难、颈部运动困难。所以放疗结束后，要进行张口训练，往左往右，把口张大。张口困难的人则可借助外力，例如用手指放在口腔里撑开，循序渐进地训练。

有些患者吞东西有影响，其实跟颈部吞咽肌纤维化及后组颅神经损伤有关系。有颈部运动障碍的人，可以做颈部运动操。具体如下：

（1）颈部前屈、后仰及左右转动，做3～5次。

（2）缩下巴运动：将下巴向内收向胸部靠拢，再缓慢回到原来的位置，做3～5次。

（3）颈部旋转运动：将颈部沿顺时针方向缓慢转一圈，再沿逆时针方向转一圈；或做"米"字运动，做3～5次。

（4）颈部拉伸运动：后颈部拉筋运动，将头下垂，双手指交叉置于头顶上，双手及头部自然下垂，用手的重量自然牵拉后颈部。

（5）侧颈部拉筋运动，将左边的耳朵向左肩靠拢，左手置于头顶上，用手的重量将右侧颈肌肉拉长；再向右做同样的动作。

（6）颈部关节运动各做3～5次，每次动作时间约3秒；颈部拉伸运动各做2次，每次5～10秒。

第八章

怀得上，生得下，
这样培育健康宝宝

杨冬梓，沈昌理，谭剑平：
备孕二孩，先测"卵巢真实年龄"

专家简介

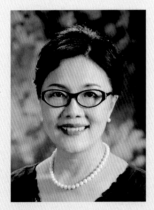 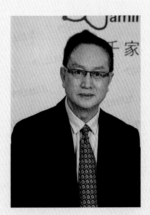 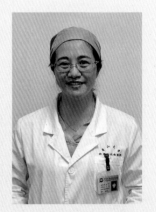

杨冬梓，中山大学孙逸仙纪念医院妇产科一级主任医师、二级教授、主任，生殖中心主任。

沈昌理，中山大学孙逸仙纪念医院生殖医学中心男科副教授。

谭剑平，中山大学孙逸仙纪念医院产科副教授。

生完第一孩，多久才能要二孩？卵巢衰老可以"补"回来吗？夫妻双方身体都很健康，为何就是怀不上？类似的问题困扰着不少高龄"备战"二孩的夫妻。

要"备战"二孩，首先要评估夫妻的生育力，最重要的是女方的卵巢储备、输卵管是否通畅，男方精液情况以及一般身体状况。

女性年过35岁，要争分夺秒地规划生育大计。育龄女性在"备

战"二孩之初，应主动去看医生，先测定"卵巢年龄"，了解自己的
"生育力储备"还剩几年，再制定相应的备孕策略，才能有的放矢，
让"好孕"轻松来。

高龄男性同样也存在生育力下降的问题。要生育孩子，最佳的禁
欲时间为3~5天。正常男性每周两次性生活，可增加怀孕率。

查AMH激素　可预测自己何时会绝经

生完一孩后，多久才要生二孩？女方年龄小于35岁时，考虑到女
性的最佳生育和养育年龄，最好在第一个孩子1.5~5岁要第二孩。女
方年龄大于35岁时，可以在第一个孩子1岁时怀二孩。人流、自然流
产、死产后，超过半年即可再怀孕。头次妊娠患有"妊娠高血压综合
征"，在第一孩18~24个月大之后再怀孕。头次妊娠采用剖宫产，怀
二孩的时机可在第一个孩子12个月后。

女性绝经年龄一般在49~59岁，而在绝经前10年，女性的生育率
已经很低。38岁以后卵泡丢失速度直线上升，被称为"折棍"现象。
有33%的39岁以上的女性再也不怀孕，超过45岁的女性很少自然怀
孕，但每个人的"卵巢年龄"不同，也不能一概而论。

经常有女性孤身到医院咨询生二孩问题，医生问配偶为何缺席，
往往听到"不用来，我老公很强壮"的答案。其实，身体健康并不等
于生育力没有问题。要"备战"二孩，首先要评估夫妻的生育力，最
重要的是女方的卵巢储备、输卵管是否通畅，男方精液情况以及一般
身体状况。

备孕女性应先评估自己真实的"卵巢年龄"，考虑的因素包括出
生年龄、B超检测得到的卵巢大小、卵泡数等指标，激素测定月经期

FSH（尿促卵泡素）、E2（雌二醇，主要雌激素之一）、AMH（米勒管抑制物质）等，月经有没有改变，有无易疲劳、动辄发脾气等症状。

随着年纪增大，卵泡减少，卵巢会越来越小，通过上面所说的检查，可以测定卵巢年龄，判断卵巢功能处于哪个阶段。如今，AMH（米勒管抑制物质）被用于预测卵巢储备生育力。例如，一个20岁的女性如果AMH为0.1，那么根据预测模型，可以预测她33岁就有可能绝经，倒推10年，23岁就很难生育了；一个40岁的女性如果AMH为二点几，根据预测模型，距离绝经时间还长，现在生育的可能性还是很大的。

40多岁AMH水平高的女性比较罕见，但也有一些幸运儿，因此，不要一听40岁生育困难就觉得自己被判了死刑，也不应盲目乐观，而应通过科学完善的检测手段来摸清生育力"家底"，制订备孕计划。

生育力不行　或因儿时得过腮腺炎

绝经年龄有遗传性，约85%的绝经年龄变异可归于基因。如果母亲40岁绝经，女儿要小心会步母亲后尘，要抓紧时间备孕。此外，女性曾做过卵巢手术、放疗化疗对卵巢功能都会有影响，小时候患腮腺炎史或肾炎史，有月经改变的女性，更应及早检测卵巢年龄。

有些人生育力不行，或与小时候得腮腺炎，留下后遗症有关。孩子年幼时得过腮腺炎，无论男女，有部分人可能因病毒侵犯生殖腺，而导致成年后出现生育问题。因此，应对生育力危机，应从儿童时期做起。

有些女性一听说卵巢衰老导致生育有困难，首先想到的是要"找中医调理"。中医认为女性不孕症与肾虚有着密切的关系，肾阴不足导致不能滋养精卵，导致月经不调、有排卵障碍。中医对不孕不育的治疗思路有一定合理性，即补肾阴可奠定卵泡发育的物质基础，调节、促进卵泡发育成熟。不过，中医调理或许可以改善现有的状态，但不能扭转、阻止卵巢衰老的趋势。高龄夫妻备孕至少应该中西医"双管齐下"，争分夺秒留住生育机会。

四旬女性备孕一两个月应寻求辅助生殖

35岁以上的女性自然备孕半年、40岁以上女性备孕一两个月，如果没有好消息，应该尽快寻求不孕门诊的帮助。

西医助孕方法主要有促排卵、人工授精（IUI）、体外受精-胚胎移植（IVF-ET）和供卵四种。促排卵是增加每个月成熟卵泡数，多排一个成熟卵，就多一个受孕机会。人工授精主要针对男方精液质量问题，是把男方的精液处理后用细管送入女性体内，不会引发疼痛。

超过40岁的女性如果采用促排卵，"中奖"机会依然很低，在接受了1~2个周期的控制性超排卵的治疗周期仍未受孕，或者患有输卵管堵塞、输卵管不能正常蠕动、子宫内膜异位症的女性，则可以考虑体外受精（IVF）。

俗称"试管婴"的体外受精-胚胎移植技术分为第一代（IVF）和第二代（ICSI），现在还有了第三代"试管婴"技术。选择做第一代还是第二代，还要看男方精液的质量。第一代技术是模拟体内受精的环境，用精子"围攻"卵子；第二代技术则是因为精子无力，钻不进卵子，医生精选出一个精子，将其送入卵子，完成受精。第二代技术适用于弱精子的情况。

有些女性失去了生育力，仍可通过供卵来生育孩子。我国捐卵有明确规定，只能使用试管婴儿治疗周期中获卵超过一定数量，足够自用仍有剩余又自愿捐出的卵子。也就是说，赠卵者仅限于接受人类辅助生殖治疗周期中取卵的妇女，严禁任何形式的商业化赠卵和供卵行为。但我国的现状是各大生殖中心接受取卵的女性因为自己还在治疗，不能保证怀上，很少愿意捐献。

备孕二孩：积极控体重　正确储备营养

备孕二孩要积极控制体重，做好营养储备。中国营养学会发布的《备孕妇女膳食指南》（2016年版）强调，备孕妇女应调整孕前体重至适宜水平，常吃含铁丰富的食物，选用碘盐；孕前3个月开始服用叶酸400μg/天，以预防胎儿神经管畸形。孕前6个月禁烟酒，远离二手烟；保持健康生活方式。

其中，控制体重最为重要。BMI=体重（kg）/身高（m）的平方。备孕妇女的理想体重指数（BMI）是$18.5 \sim 23.9kg/m^2$，有助于在最佳的生理状态下孕育新生命。体重指数

低体重（BMI<18.5）的备孕女性，可通过适当增加食物量和规律运动来增加体重，每天有1~2次的加餐，如每天增加牛奶200mL、粮谷/畜肉类50g或蛋类或鱼类75g。

肥胖（BMI>28）的备孕女性，应改变不良饮食习惯，减慢进食速度，避免过量进食，减少高能量、高脂肪、高糖食物的摄入，多选择低血糖生成指数富含膳食纤维、营养素密度高的食物。同时，每天要增加运动，推荐每天30~60分钟中等强度运动。

此外，备孕期女性的营养补充大有讲究。

每周两次性生活，可增加怀孕率

高龄女性备生二孩，通常会存在卵巢低反应率、不孕或生育成功率低的问题。同样，高龄男性同样也存在生育力下降的问题。在门诊中，"备战"二孩的高龄男性，年龄大多在35～56岁。他们的问题在于，即使已经怀上，也存在自然怀孕率低、流产率高、宫外孕发生率高的问题。

关于最佳生育时机，女性的生育年龄在23～30岁为最佳时期，男性为25～35岁，女性最好不超过30岁，男性不超过35岁。男女生育的优化年龄组合应是前者比后者大7岁左右为宜。

正常男性每周两次性生活，可增加怀孕率。通常男子精子的生长周期为72天，波动性较大，而睾丸是人体内对外界最敏感的部位，易受很多因素影响。因此，男性平时要注意对睾丸的保护，尤其不要去蒸桑拿、泡温泉之类的高温环境。

误区澄清："只在排卵期同房才能怀孕"是错误的

夫妻生育困难，并非全都是女方的问题。在临床上，通常1/3是女方的问题，1/3是男方的问题，1/3男女双方都有问题。

除了双方生殖功能上的问题，对性生活与怀孕的关系的误解也是重要原因。归纳起来，主要有三大误区：一是误以为双方长期不过性生活，可保持足够数量的精子；二是以为只在排卵期过性生活才能怀孕；三是为了生育"急功近利"，性生活不规律。有的夫妻平时禁欲，在妻子排卵期才"开足马力"。

一般而言，男子的心脏每跳动一次睾丸会产生约1000个精子，一分钟7.2万个精子，1天可产生1亿多个，1个月产生30亿个精子。事实上，长时间的禁欲，并不意味着精子更多；相反，禁欲时间超过7天以后，精子质量会逐步下降。

如果只有排卵期才同房，怀孕机会也并不会增加；相反，精子的存活时间通常有72小时，如果夫妻规律地进行性生活，男方的精子早早地在女方阴道"潜伏"，到了女方的排卵期，怀孕的概率会更大。要生育孩子，最佳的禁欲时间为3~5天。

高龄女性要注意保胎

高龄女性怀二孩，最关心的是保胎问题。女性流产次数越多，复发概率越高，连续两次流产的女性，下一胎流产的风险率达25%~30%，怀孕时就要注意保胎。怀孕自然丢失叫自然流产，分为早期流产和晚期流产，怀孕12周前就叫早期流产，占了80%以上，通常在怀孕8周以前发生。晚期流产是怀孕20周以后，占了20%。

引起流产的原因非常复杂，有遗传、解剖结构、血栓前状态、内分泌、感染以及其他不良的因素。其中，50%~60%的流产是由于胚胎本身染色体异常引发的。很多人知道内分泌因素可引发流产，最常见的是黄体功能不全、高泌乳素血症、多囊卵巢综合征，以及甲状腺功能异常。

还要提醒的是，糖尿病也会引发流产风险。很多妈妈不知道自己的血糖高，一筛查，发现血糖高，要把血糖调控好才能继续怀孕。

晚期流产或者早产与子宫解剖结构异常有关，这个因素占12%~15%，包括子宫的先天畸形如双角子宫、子宫纵隔、宫颈机能不全，以及宫腔粘连、子宫肌瘤等疾病。

近年来，血栓前状态对流产的影响越来越受到医生们关注。血栓前状态分为先天性和后天性的，先天性跟凝血和纤溶有关基因突变，如V、II因子基因突变、蛋白S缺乏有关。

此外，病毒血症、菌血症、生殖道各种病原体感染，TORCH感染、细菌性阴道病等感染因素，可造成产妇早产、晚期流产。还要注意的是免疫因素对流产的影响，例如抗核抗体，抗DNA抗体，组织特异性抗体水平高，也会诱发流产。

备孕先戒烟，孕妇抽烟易流产

保胎还要注意避免不良的环境因素。接触有害的化学物质，放射线过量暴露、食物安全问题，都有可能导致流产。不良的嗜好，抽烟、酗酒、过量的咖啡、滥用药物、吸毒都会增加流产的机会。每天吸烟14支以上的女性，比对照组流产风险增加2倍。每天每吸食10支烟，流产的风险增加1.2倍。

高龄产妇尤其要注意心理因素的影响。临床上碰到很多产妇，好不容易才怀上孩子或者曾经多次流产，怀孕时有很大的心理压力。有人还面临着家庭，婚姻破裂的问题。产妇精神紧张、抑郁都不利于保胎，良好的生活习惯，乐观的心态，定期产检，才能保证孕育健康宝宝。

第一孩有妊高征，怀二孩时可能"走老路"

第一孩怀孕时有妊娠期高血压综合征（即妊高征）和糖尿病，怀第二孩有可能重蹈覆辙。怀孕前一定要到妇产科做相关的检查，特别是血栓前状态的检查。妊娠前已经有高血压和糖尿病，要等病情稳定后再怀孕，以免孕期出现严重状况。

高龄女性怀孕，要更加重视产前诊断和孕期监测。产前诊断有几个重要节点：早孕期可以做绒毛染色体的检查，怀孕16~26周可以抽羊水，错过这个节点，26周后还可以抽取脐血进行检查。妊娠13周做NT检查，检查胎儿颈项透明带的厚度，可以帮助早期发现胎儿染色体疾病和发现胎儿严重异常，如胎儿脊柱裂、脑膨出、无脑儿、露脑畸形、全前脑、膈疝、脐膨出、腹裂、独眼、严重心脏畸形、肢体缺失等。早期唐氏综合征（21-三体、先天愚型）的筛查在孕9~13周就可以做了，中期筛查是14~21周以前做。妊娠20~24周，应进行详细的胎儿结构畸形超声筛查。

陈敦金，刘见桥，李映桃：
"封山育林"至少要三个月

专家简介

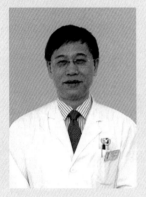 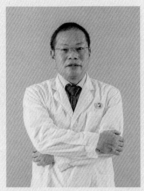 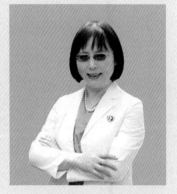

陈敦金，教授，主任医师，广州妇产科研究所所长。

刘见桥，教授，主任医师，广州医科大学附属第三医院生殖医学中心主任。

李映桃，主任医师，广州重症孕产妇救治中心副主任、广州医科大学附属第三医院主任。

　　37岁是女性卵巢储备功能衰退的节点，37岁之前卵泡数目下降比较平缓，37岁之后，卵巢的衰退会加剧，卵巢产生卵子能力的减弱将加速，卵母细胞质量的下降也会加剧，从而导致生育能力更快地下降。此外，卵子和精子的成熟周期是3个月左右，所以，如果准备要孩子，"封山育林"的时间最好是3个月。高龄女性怀孕后，一定要注意产前诊断，防止高危妊娠，避免新生儿出生缺陷。

怀孕对策：37岁是卵巢功能衰退的节点

正常的怀孕过程是，精子进入阴道，经子宫游到输卵管，跟卵子结合，形成胚胎。然后，靠输卵管不断蠕动的带动，回到子宫着床。在正常情况下，女性排一次卵，受孕的概率是20%左右，而在一年之内是85%～90%，因此，一般而言，一年之内性生活正常而且没有避孕却仍没有怀孕的，才算是不孕症。

对于女性而言，如果要受孕，首先要排卵，其次，当精子进入输卵管后，输卵管必须是通畅且有功能的，此外，宫腔及孕育土壤子宫内膜也必须是正常的。

而高龄女性怀孕最大的障碍是卵巢的储备下降。女性的卵巢主要两大功能，一个是内分泌功能，产生雌激素，另一个是产生卵子。如果女性因各种原因导致卵巢不能产生卵子，也就失去了生育能力。

女性的一生中，只有400～500个卵泡生长发育成熟并排卵，其余是闭锁的。女性的卵子在其母亲怀孕的第9周开始产生，到24周左右，数量就基本已经定下来，当时是600万～700万个，到出生时是100万～200万个，而到了青春期，只有30万～50万个；到了绝经期时，只有数百个卵子，而且一旦少于1000个，基本就不会排卵了。

一般情况下，女性每来一次月经就会排一次卵，正常女性每个月都会有20～30个卵泡生长，但排出来的通常只有一个。女性年龄超过37岁，卵巢的储备功能就开始衰退了，这是生理现象，年龄越大，卵巢衰退越厉害，卵泡数目越来越少。一般来讲，37岁是一个节点，37岁之前卵泡数目下降比较平缓，37岁之后，卵巢的衰退会加剧。比如在女性22岁左右时，如果男性没有问题，一年内怀孕几乎100%，但随着年龄的增加，概率是逐年下降的。到了40岁，即使双方都没有任何问题，也有30%～40%的夫妻在一年内怀不上。

当然，卵巢衰退还有非生理因素，比如做过卵巢和输卵管手术，或者用过某些药物。

精子和卵子成熟时间需3个月

经常有喝酒的朋友到医院咨询，问所谓的"封山育林"要多长时间比较合适。一般情况下，卵泡的发育，从原始卵泡到成熟卵泡需要84天左右。精子的生长周期也是如此。因此，"封山育林"至少需要3个月。如果女方曾经做过宫外孕手术，或者用过化疗药物，都最好等到3个月以后才怀孕。

高龄夫妇想要生育究竟要注意些什么呢?

第一，及早进行孕前咨询。

第二，孕前应做细致的检查和风险评估，包括检查卵巢功能和排卵情况。比如，女方要看月经周期是否规律、输卵管的功能是否正常、是否有子宫内膜易位症，男方要看性生活状况和精液质量如何。有一些夫妻为了怀孕，只在排卵期才同房，这是不正确的。正常来说，每个星期过2～3次性生活，不管有没有排卵，都有可能正常受孕，因为精子在体内存活时间是3～7天，因此监测不要刻意选择日期。

第三，高龄夫妇还应注意现有疾病的治疗和疫苗注射。女方在孕前三个月，就可以开始口服叶酸或多种维生素矿物质胶丸并进行疫苗注射，同时注意控制体重。

第四，怀孕后要科学营养，控制脂肪、糖、盐的摄入，防止妊娠并发症；同时，注意产前诊断与排畸检查；大于35岁的孕妇建议咨询专科医生做相关筛查。

剖宫产后再孕先查"种子"落哪儿

剖宫产除了可能会导致出血量增加，影响产妇今后的身体健康甚至是月经，还会给产妇留下一个瘢痕子宫，而瘢痕子宫对怀第二胎的影响是显而易见的，如果胚胎正好着床在瘢痕部位，很可能导致子宫破裂和胎盘植入，并可能导致严重的出血。因此，头胎是剖宫产的女性，如果再次怀孕，在怀孕早期就应及时到医院检查，确定胚胎着床的位置，还要告诉医生第一胎时是什么原因导致瘢痕、现在瘢痕的情况如何，医生会根据胚胎着床的位置做出相应的判断，决定最适合的分娩时机和方式。

有一部分人选择剖宫产，跟她们想自己决定分娩时辰有一定的关系。其实，这是很不妥当的。以前，一般都认为孕期达到37周就算足月了，但是现在发现，37 ~ 39周分娩的胎儿比到40周才分娩的胎儿发生问题的风险要高22倍，发生呼吸系统问题的风险高15倍。因此建议自然分娩，对低危产妇的择期剖宫产尽量选择在39周后。

防止高危妊娠，孕期一定要做好规范产检

高龄妊娠的风险主要包括：怀孕难、自然流产易、孕产期合并症和并发症增加、新生儿出生缺陷率高等。

高龄女性怀孕，一定要注意预防高危妊娠。在20世纪20—30年代，中国的孕产妇死亡率是5000/10万，在40—50年代之后，死亡率是1000/10万，在60—70年代死亡率大概是500/10万。到现在为止，我们仍然不能够消灭孕产妇的死亡，但已下降至20/10万左右。高危妊娠一般发生在怀孕过程中和分娩之后的一段时间。因此，孕期做好规范产检非常有必要。

孕早期要注意阴道流血与先兆流产的关系。如果在孕早期出现阴道流血，首先要排除是否是母体因素，比如，如子宫肌瘤、黄体激素不足、外伤史及全身疾病史等，如果既往有过妊娠或孕育史，还要排除是否存在免疫性因素。如果考虑为胎儿因素，则不宜积极保胎，以免增加异常儿出生机会。此外，医生排查阴道流血与先兆流产的关系时进行妇科阴道窥器检查也很有必要，可排除宫颈病变，减少流产率。一旦自然流产发生，流产排除的组织应该送检，可以帮助寻找流产原因。

孕早期不宜行房事，以免引起流产。另外，在孕早期不建议参加长途旅游活动，因活动安排紧张、旅途的劳累、异地生活的不适应，也容易造成流产。

孕期保健：孕期一定要戒烟戒酒戒咖啡

在饮食习惯方面，孕期除了要营养均衡，更要禁止咖啡、酒精和烟草的摄入。150mL咖啡大约含有100mg的咖啡因，摄入大于200mg的咖啡因将增加流产或早产的风险；而酒精已经证明会造成畸胎，没有安全阈值。胎儿一旦发生酒精综合征，会出现颅面、脊髓和大脑缺陷和行为障碍，因此建议孕前戒酒；烟草与早产、低出生体重、胎儿生长受限、胎盘早剥、唇腭裂或其他类型的血管疾病有关，因此，孕妇一定要戒烟。

由于胃肠平滑肌张力、肠蠕动和胃酸分泌下降，大肠血管受到压迫，孕期常会出现便秘、痔疮，要注意每日增加液体摄取，应达到1500～2000mL/天。多吃高纤维食品，并养成每日定时排便好习惯，保持适量的运动。

在运动方面，中期妊娠是运动的最佳时机。但孕期不宜进行剧烈的运动。美国妇产科协会建议没有内科或产科并发症的妊娠女性，可进行中等强度的运动，如每天快走30分钟，每周2.5小时。此外，爬楼梯、游泳、瑜伽等也都是适宜孕妇的运动。此外，由于膀胱受到压迫，妊娠初期及晚期会出现尿频情况，孕妇可多做会阴肌肉收缩运动，一定不要憋尿，防治盆底功能障碍。

在生活习惯方面，由于孕期腰椎曲度增加、韧带松弛、缺钙，还会造成背痛。孕妇除了补钙，也要注意不要穿高跟鞋，避免久站和坐，可使用托腹带减少腰背不适，同时要注意因此而带来的心脏、胆囊等其他并发症。

怀孕晚期，由于下肢血液不易回流和静脉瓣功能不佳，还会导致足踝水肿、静脉曲张，因此，孕期除了要避免久站久坐，还要注意避免跷二郎腿，在休息时抬高小腿、髋部，同时避免穿戴很紧的袜带、束裤，并可多做足背屈曲运动，有必要时可穿弹性袜。

怀孕期间，由于雌激素增加，会导致牙龈肿胀。同时，唾液pH值偏小，会导致缺钙。因此，一定要加强口腔卫生。

孕期洗澡，切忌用盆浴，也不可泡温泉，淋浴时水温也不宜过高，尤其是在怀孕早期更要注意，以防止神经管缺陷。

在工作和旅行方面，健康女性在孕期可以继续工作，直到出现临产先兆。至于出行，最好不要进行长途旅行。短途旅行中，要防止低血糖，注意备一些零食，也要注意防止低血氧。建议36周妊娠以上的孕妇最好不要坐飞机，乘坐汽车时，一定要把安全带系在腹部和胸部之间。

孕妇如果被狗或其他动物咬伤，应注射狂犬病疫苗，因狂犬病的死亡率几乎是100%。此外，如果有必要，乙肝基因和破伤风类的疫苗是可以接种的。但是，孕妇切忌接种活疫苗，如水痘、风疹、麻疹、腮腺炎等病毒性减毒活疫苗。口服脊髓灰质炎疫苗和百日咳菌苗等，孕妇也应禁用。

孕晚期严重的皮肤瘙痒和皮疹也可能是妊娠期肝内胆汁淤积的征兆，这会严重威胁母子健康，一旦出现，应马上就医检查。

马文成：

孩子半夜发高烧　不一定非得跑急诊

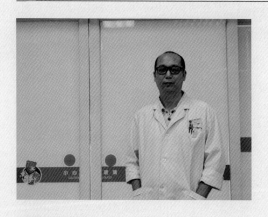

专家简介

马文成，广州市妇女儿童医疗中心儿童急诊科副主任医师。

儿科夜间急诊，常见人潮涌动。实际上，大部分被带去看急诊的孩子，病情都并未严重到需要漏夜看病。下面将集中介绍发烧和腹泻这两种儿童常见突发疾病的家居护理方法。

孩子腹泻最重要的是防脱水，控制好不脱水，即使在一两周内反复腹泻，也不用太担心。而对付儿童急诊最常见的发烧，家长可以先在家里评估，用物理方法、药物方法降温，再看情况是否需要送医院。

孩子突然发烧多因感染

发烧是儿童急诊科最常见的症状。广州市妇女儿童医疗中心某年

9月份的儿童夜间急诊记录显示，40%都是发烧患儿。发烧是指比正常体温升高超过0.5℃，一般指体温在37.5℃以上，家有孩子，建议一定要准备体温计。水银体温计在世界范围内已经不推荐使用，机场口岸等公共场所的非接触式红外线体温计也不是太准，最好是电子腋下体温计。

发烧的发病机制较复杂，原因分为感染性和非感染性。突发的发烧以感染性为多，是人体对感染的一种防御反应；而组织破坏或坏死、大量失血或失水、体温调节功能障碍、散热障碍等非感染性发烧，所导致的多数是长期发烧。

就因感染而突起的发热而言，身体受感染后发烧，很可能是一种有助于战胜疾病的适应性变化，降温处理，可能免疫系统功效也降下来了，或可以看成是支持疾病，可能使病程延长。不过，小儿神经系统发育不够完善，尤其是5岁以下孩子，在发烧时易发生高热惊厥，高烧还可引起机体代谢障碍和各系统功能紊乱。因此烧得厉害的情况下，仍然要处理，但不代表一定要上医院。

孩子发烧体温的高低，不一定和严重程度成正比，一个高烧40℃的孩子和一个烧到38℃孩子，前者不一定病情更重。在此给家长们提供了一个快速评估病情的方法，从意识、呼吸、肤色三方面判断：如果出现精神烦躁、不清醒、反应迟钝，呼吸费劲、减弱，脸色不红润或发白，则是该送院的信号。没有以上情况，可以在家初步护理。

3个月以下孩子发烧　只建议物理降温

儿童发烧首选物理降温，3个月以下发烧建议只用物理降温方法退热。但物理降温退热效果不及退热药，可以作为非高热的处理方法，或作为辅助退热方法。次选方法是安全有效的降温药物。

1. 要脱衣，不要捂汗

物理降温首先是要降低室内温度，揭去被褥，解开衣服，让孩子把热量散出来，天热时建议开空调，但温度不要太低。另外，小孩子体内水分挥发比成人多，发烧时即使没有小便，水分也在大量蒸发，多喝水的目的，是希望孩子多排尿，带走热量的同时把代谢废物排出体外。

2. 要温水擦身，不是酒精

另外，家长可以给孩子用温水擦身，解开孩子衣服，如室温在22℃以上可脱去所有衣服。用小毛巾在32～34℃温水中浸透，给孩子进行擦浴，持续擦洗全身30分钟左右，目的是让水分在身体表面蒸发，带走热量。酒精擦浴、冷盐水灌肠、冷水擦浴等方法，降温效果虽然更好，但会造成孩子不适，一般都不建议使用。

3. 要淋浴，不是盆浴

如果室内没有对流风或直吹风，比较大的孩子可以淋浴，温水淋浴，时间5～10分钟，水温同样32～34℃为宜。但不应进行盆浴。因为盆浴的水是不流动的，40℃的水温，与孩子发烧40℃，温度相同，不能起到降温效果。如果一定要盆浴的话，外国有医生建议用冰水，但不建议中国孩子如此。

4. 要毛巾包冰冷敷，不要直接冷敷

物理降温还可以采用冷湿敷法、冰敷法。注意，皮肤和冰袋之间要用毛巾或手绢隔开，以免患儿不舒服或局部组织冻伤。胸部和腹部不可放冰袋，以防止心率减慢或腹泻。还可用贴剂、凝胶剂进行降温。

退烧药只是退热，没法缩短病程

如果使用物理降温方法不起作用，退烧药就要登场了。物理降温与退烧药联合应用时，体温下降速度快于单用退热剂，高热时推荐应用退热剂同时联合物理降温方法。目前儿童退烧药只推荐对乙酰氨基酚和布洛芬，其他都不推荐。对乙酰氨基酚是WHO唯一推荐的退热药物，用量根据孩子的体重、年龄而定，详见药品说明。每隔4小时可以吃一次，即如果服药后4小时后体温又升高，可以再吃一次。而布洛芬的效果差不多，药效持续的时间较长，为6小时。

这两种退烧药，有的剂型是混悬滴剂，有助于快速发挥作用。有的家长说吃了"无效"，医生问过后才发现原来是未摇匀。所以要注意，混悬滴剂使用前一定要充分摇匀，否则造成服药量不匀，过少影响疗效，过量或有不良反应。

需要提醒的是，急症的发烧大多是感染引起，退烧药只能把温度压下去，是"治标"，而无抗菌、抗病毒效果，最普遍的感冒，无论用多好的药，病程都要持续7～10天，其中发热可能持续3～5天，然后体温逐渐下来。咳嗽、流鼻涕、喉咙痛、拉肚子等症状，往往在差不多退烧或刚退烧时才开始明显，持续到第10天左右。在发烧期间孩子的体温可能下降后几小时又重新发烧，只要评估孩子的情况没问题，超过了退烧药服用间隔时间就可以再服药，而不是一发烧就往医院跑。即使要带孩子到医院，也建议先把孩子体温控制好再到医院。因为有时候还没看上医生，孩子已经发生抽搐。

抽搐：清走周边物品　预防二次伤害

抽搐在儿科急诊临床中所占比例并不多，但一旦发生，家长会十分担心。处理抽搐最好的方法就是预防抽搐。区分于经常性抽搐发作，突发抽搐大部分是发烧引起的高热惊厥，因此孩子发烧应该尽量控制住体温。

万一孩子在家中出现抽搐，要预防二次伤害、保持气道通畅，首先应该让孩子顺势躺倒，移开周围硬物、尖锐物品，避免孩子伤到自己，可以使用不锈钢、塑料调羹预防舌头咬伤（不主张用陶瓷调羹），最好找一些干净的布包一包后，咬在上下牙之间。然后，松开衣领，头转向一侧，目的是把口水都清出来，保持气道通畅。处理好后应该尽快就诊，哪里医院近就送到哪里。

有过一次高热惊厥后，再发烧时容易复发。高热惊厥没有方法确诊，孩子如果发烧时抽搐，建议做个检查排除其他引起抽搐的病因。

腹泻：口服补液盐防脱水　不主张禁食

我国统计的儿童急性腹泻致病因素包括：患儿在1岁以内、照看者的卫生习惯差、饭前没洗手、既往常患腹泻、饮用水不洁、禽畜放养，可见急性腹泻大多是感染、卫生没搞好引起的。每年夏天和秋天，广州会迎来儿童急性腹泻一小一大两个高峰。5—7月多发的夏季腹泻，多数是误食细菌污染的食物引发食物中毒急性胃肠炎，多发生在天热时。最常见污染菌包括多见于肉食中的沙门氏菌类，乳酪制品、糖果糕点中葡萄球菌，海产品种的嗜盐菌，罐头肉食制品中的肉毒杆菌，常在食后1小时到1天内出现腹泻。广州每年9—11月的秋季腹泻多发期，多数是由病毒引起。

和发烧类似，只要快速评估没有出现"送院信号"，拉肚子不一定要马上跑医院，可以通过调节饮食处理。拉肚子本身不致命，但拉肚子引起的脱水、电解质紊乱却会致命。即使来到医院，医生最关注的也是有无脱水、如何补充水分，而家长在家里可以预防。

当体液丢失超过体重的10%，就会出现重度脱水，孩子会表现为嗜睡或昏迷，皮肤弹性极差，嘴唇明显干燥，前囟和眼窝明显凹陷，手脚发凉或发绀，尿量少或无，脉搏明显增快而且减弱，血压降低甚至休克。对付脱水，最常见的办法是多喝水，WHO推荐口服补液盐，用250mL温水冲开，让孩子少量多次饮用，不要等到孩子说口干才喝。

孩子突发腹泻后，一般不主张禁食，如果进食量少，可增加餐次，避免给患儿喂食含粗纤维的蔬菜和水果以及高糖食物。

但要特别注意的是病毒性腹泻，可能会引起对乳糖的暂时不耐受，假如怀疑患上病毒性腹泻，仍以喝奶为主的小宝宝，建议暂时改为低（去）乳糖的特殊配方奶，大龄宝宝可以暂时不喝奶，改为吃粥。秋季腹泻起病时可能会剧烈呕吐，建议马上来医院，因为呕吐容易大量脱水，而且已经无法通过口服方式补水了。

病毒性腹泻可能会持续1～2周，在此期间孩子反反复复地拉，只要控制好不要脱水，就没问题。超过两周不愈则要注意。有的家长会心急要求医生快点给孩子止泻。但其实，腹泻是把不好的东西排泄出来，是一种自我保护，止泻可能会延长病程。

曾其毅：
一岁以内儿童少食含微生物奶制品

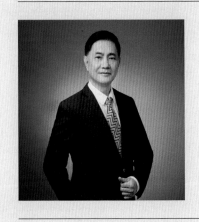

专家简介

　　曾其毅，南方医科大学珠江医院原院长，儿科中心主任医师、二级教授、博士生导师、博士后指导老师。

　　夏天天气高温多变，病毒、细菌活跃，呼吸道等感染性疾病多发，威胁孩子健康。怎样做个"敏感"的父母，如何科学防治儿童常见的感染性疾病？

　　孩子感染了病毒、细菌或病原微生物可引起发热，最常见的是上呼吸道感染；但发热也非全因感染导致，机体受凉后的应激反应也是常见的原因。抗生素是一把双刃剑，在杀灭细菌的同时还可促发炎症反应，甚至加重炎症从而加重病情，特别是一定要慎重使用杀菌剂型抗生素。

发病：呼吸道感染最多见，消化道感染最集中

盛夏季节，儿童感染性疾病发病率增高。儿童感染性疾病常见的病原有细菌、病毒、支原体、衣原体及其他病原微生物等。细菌和病毒感染占发病率的70%～80%；其中呼吸道病毒感染性疾病占60%以上；其次是消化道疾病，另外还有手足口病等季节性高发的传染性疾病：

1. 呼吸道感染最多发

夏季气温高、湿度大，病菌活跃。因为天热，孩子长时间处于密闭的空调环境里，空气不流通，一旦抵抗力下降，很易被细菌、病毒侵袭。急性呼吸道感染如气管炎、支气管炎及肺炎是儿童常见的呼吸道炎症。据调查，我国婴幼儿肺炎的发病率是发达国家的3～5倍，特别是早产儿、低体重儿、先天畸形、贫血、营养不良等婴幼儿易发肺炎，环境污染、气候骤变、接触感染是常见的诱因。

2. 消化道感染最集中

高温天，随着气温的升高，孩子的消化酶分泌可能减少，胃动力降低、胃口不佳，加上他们自身的消化道功能尚未发育完善，一旦不注意个人卫生和饮食卫生，易引发腹泻、急性胃肠炎，6—9月尤为高发季节。

3. 传染性疾病最忧心

目前我国在儿童传染性疾病控制方面取得了很大成绩，但儿童仍是传染性疾病的高危人群。常见的儿童传染病包括手足口病，麻疹、水痘、小儿脊髓灰质炎、百日咳、痢疾、流行性乙型脑炎、病毒性肝炎、猩红热、结核病等。其中白喉、百日咳、破伤风、脊髓灰质炎和b型流感嗜血杆菌五大儿童感染疾病的致死率和致残率都相当高，高

温季节更易流行。除了通过接种疫苗预防外，早发现、早诊断、早隔离、早治疗也是防控的重要手段。

提醒：抗生素是把双刃剑，杀菌也促炎症反应

很多家长遇到孩子发烧，为了尽快让孩子好起来，他们会使用抗生素、抗病毒药及其他化学性药物给孩子"消炎退热"，但往往效果不明显，有时反而烧得更重、病程延长，为什么会这样？

这种情况很可能是用错药了。特别是抗生素，它是一把双刃剑，使用不当可加重病情。在临床上，医生经常遇到一些家长要求给发烧的孩子打吊针、用抗生素，甚至强烈要求医生超指征用药，认为抗生素越高级越好，其实这样不是在救孩子，反有可能害了孩子。其实，科学研究早已证明，病原只是引发感染的因素，真正引起机体损伤的是儿童身体对于外界入侵的感染产生自身免疫应答反应所释放的大量炎症物质。不合理地应用抗生素不但不能治好病，而且还可使炎症反应加强，导致病情恶化，严重时可引起强烈的"宿主自身免疫损伤"，导致组织细胞损伤甚至多器官功能障碍（如肾炎、心肌炎、出血性疾病、脑炎等）。

所以，强烈呼吁家长不要随便要求医生给孩子乱用滥用抗生素，但也不应把它看成"洪水猛兽"。学术界已提出"重症感染温柔用药，不要重拳出击"的原则。当患儿血液等检查结果支持有细菌感染或支原体感染时，有必要在合理规范使用抗生素。而合理应用抗生素的原则应当是：依药敏合理选药，有指征尽早用药，无指征不可滥用药物，有必要用到强效抗生素的同时应采取相应措施避免抗生素诱发的"宿主自身免疫性损伤"，更要密切观察，留意并避免细菌被大量

杀死可能诱发的脓毒血症。

预防：长期坚持洗"冷热浴"孩子不容易得感冒

如何帮孩子预防各种感染性疾病？在此分享一些自己多年来探索的一些育儿心得：

1. 每天吃蛋喝奶补充水果

孩子吃不下东西或营养差，就容易生病。因此，孩子防病的第一要务就是让孩子吃得下东西，均衡的饮食是免疫力的保障。要做到营养均衡，应兼顾营养的量和种类，有条件的话让孩子每顿食物在5种以上，比如除了主食，再加点绿叶菜、鱼、番茄、排骨之类都可以。日常除了正常的饮食，可根据孩子的年龄，补充鸡蛋、牛奶和水果。

高温时节，孩子饮食宜清淡为主，避免过食辛辣、生冷食物，切勿"冷热交替"，生吃瓜果要清洗并削皮，不吃腐败变质食物。盛夏季节可给孩子多喝些瓜汤、菜汤，还可不定期地煲些金银花、菊花水给孩子喝，清热解毒。另外，由于天气炎热，许多孩子好吃刚从冰箱取出的雪糕、冷饮、水果，家长要引导孩子有所节制，不宜大量吃雪糕、喝冷饮，以免经起肠胃炎。

2. 洗冷热浴防感冒

建议给孩子洗澡时，用热水洗干净身体后再用相对凉些的水淋身体，从夏天开始逐渐让孩子适应受凉的感觉，不至于一遇冷就容易着凉生病。浇点冷水孩子没问题，但是乱打针吃药会很严重，所以家长不要一看孩子浇点冷水就很心疼，甚至绝对不让浇而选择让孩子吃药。

3. 莫过食含微生物的制剂或食品

一些家长喜欢用各种微生物的制剂或食品来"帮孩子调理肠胃"，认为多补充点"益生菌"只有好处没有坏处。对此，我认为要慎用。虽然一些含有微生物的制剂或乳制品对消化不良有一定程度的缓解作用，但日常摄入过多或过于频繁，也可能造成孩子肠道菌群失调。而且，有的微生物制剂中的细菌对人体是有一定危害的，比如一些乳制品中出现的肠球菌，其细胞壁很坚厚，易对抗生素产生耐药，使肠道中增加肠球菌耐药菌的感染菌株。如果平时频繁摄入相关食品或微生物制剂，孩子肠道中的肠球菌数量过多，一旦需要用到抗生素，就会增加治疗难度。因此，我认为儿童不宜大量喝添加了微生物制剂的奶制品，特别是1岁以内的婴儿。正在服用抗生素的患者、胃肠道手术后胃肠功能还没恢复的患者、严重胃酸和消化性溃疡活跃期患者，也不适合食用特别添加了微生物制剂的食品。

朱翠平：
每个家长都应学学心肺复苏

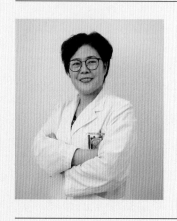

专家简介

　　朱翠平，主任医师，广州市妇女儿童医疗中心急诊科主任。

　　儿童常见意外伤害主要有烧烫伤、外伤、动物咬伤、中毒，异物吸入、溺水和触电等几大类。当孩子发生意外时，家长要迅速判断伤害的程度，决定是否进行现场急救，在转送医院时不要造成二次伤害。呼吁家长参加心肺复苏培训班，提高准"实战经验"。

掌握"ABC生命三角"，判断宝宝安危

　　意外发生后家长首先要判断伤害的程度，建议掌握"ABC生命三角"，也就是通过观察孩子的外形（Appearance）、呼吸（Breathing）和循环（Circulation），来初步判断。如果孩子精神不佳，不清醒、嗜睡或烦躁，脸色发白、发青，呼吸不顺畅、喘粗气或

无呼吸，手脚发冷，则提示可能或者已经处于呼吸衰竭、休克状态，也有可能发生心肺骤停和气管异物窒息，前两种情况需要尽快送医，而后两者则应立即进行现场施救，不要把时间浪费在去医院的路上。

现场急救首要原则是维持生命；其次要降低伤害程度，避免二次伤害，例如脱离伤害物、固定、止血等；再次，减少痛苦。最后别忘及时正确地转送医院。曾经有过这样一个病例：一个孩子在家发生抽搐，一度心跳停止。家长及时拨打120急救电话，救护车将其送到附近医院进行急救。但为了让孩子获得更好的救治条件，家长执意将其转入市妇儿医疗中心，结果孩子刚转进医院，人就不行了。还曾经有个鱼骨卡喉的孩子，因送院时没有得到妥善处理，孩子刚被放到病床上，鱼骨就刺破喉管，扎入大动脉，不幸离世。像这种急危重症的患儿，如果状态已经很差，就别转院了，应该尽快抢救。

溺水：无反应无呼吸　马上做心肺复苏

首先，立即让孩子离开水面，清除口、鼻腔内的水、泥及污物。接着，解开孩子衣扣、领口，保持呼吸道通畅。然后，检查反应和呼吸，如果无反应、有呼吸，将其头偏向一侧，就地平躺；如果呼吸微弱，马上进行人工呼吸；如孩子呼吸、反应皆无，立即进行心肺复苏。

施救前要先拍拍孩子的脚底，如果没有反应，要马上快速按压心脏。按压部位是两乳头连线胸骨中线，新生儿为两乳头连线下一横指，每分钟至少要按100次，按压婴儿时可用单手数根手指或者双手环抱其胸部，用拇指同时按压，婴儿的按压深度约为4cm，儿童为5cm，要保证每次按压后胸廓回弹。有人担心用力过大会把肋骨按断。但就算发生这种情况，也好过用力太小，心脏不能复跳导致孩子死亡！呼吁家长参加心肺复苏培训班，提高准"实战经验"。

烧烫伤：流动凉水冲洗　别给伤口涂牙膏

烧烫伤应立即用流动自来水或者牛奶、饮料等凉的液体，冲洗烫伤处皮肤10～20分钟，以降低温度止痛，千万别用冰水或者冰液体冲洗。要注意去除伤处的衣服，如果皮肤被衣服黏住，不要强行撕掉，也不要把烫起来的水泡弄破。烧烫伤处不要涂牙膏、油性软膏，注意保暖。妥善保护伤处表面，可将毛巾用冷水冲湿并稍微拧干轻轻覆盖，不可使用冰水。

跌伤：皮肤肿胀　先冷敷再热敷

轻微摔伤、跌伤发生时，如果表皮擦伤，先清洗，然后用酒精或者碘伏来消毒；如果局部肿胀青紫，先做冷敷，24小时后可用活血化瘀药物或者进行热敷；如果被锐器戳伤后，出现破伤风杆菌的感染机会比较大，可考虑就医。

撞伤头　六种症状须马上送医

孩子出现头部外伤时，首先要判断大脑有无受损。出现下列症状必须立即送医院：意识不清、躁动不安，面色苍白、出冷汗，双眼上吊或口角歪斜或肢体单或双侧瘫痪，抽搐，呕吐频繁，耳鼻内流血或流水。

如果孩子撞到头后立即大哭，并能述说事情的经过，通常情况不是太严重。但为防万一，家长要在48小时内认真观察孩子的表现。首先，要让孩子仰卧休息，用枕头垫高头部。其次，孩子睡觉时，应隔一段时间叫醒一次，看看其反应如何。

如果孩子滑倒或从高处跌落撞到头，颈部可能受到强烈撞击，须固定颈部：让孩子平躺，使背部伸直，不要移动头部和颈部，可将毛巾或衣物等卷成圆筒状，放在颈部的周围固定。

由于头部皮肤内血管比较多，当出血较多时，可以用干净手巾或纱布压迫止血。别让孩子情绪太激动或者兴奋，以免加剧出血。如果只是面部瘀血、头皮血肿，一般无须特殊处理，可局部冷敷，但切忌揉搓。

骨折：止血后固定骨折肢体

孩子跌倒后如果疼痛难忍，跌伤部位动不了，或者明显肿胀、畸形，通常出现了骨折。如果骨折处皮肤未出现破损，属于闭合性骨折。而开放性骨折能从皮肤破裂处见到被折断的骨头。骨折后首先要止血，可先用指压止血法，压住伤口血管上端，用干净的纱布、绷带等包扎伤口。不便包扎的伤口可扎止血带止血。然后，用木（纸）板等坚硬物固定骨折肢体，减少骨折周围组织进一步损伤。

猫狗咬伤

被猫、狗咬伤后要立即就地彻底冲洗伤口。首先，用20%的肥皂水或者1%的新洁尔灭彻底清洗；其次用大量清水清洗，再用2%～3%

的碘酒或者75%酒精局部消毒。猫、狗咬出的伤口往往是外口小里面深，这就要求冲洗的时候尽可能把伤口扩大，并用力挤压周围软组织，设法把粘在伤口上的动物唾液和伤口上的血液冲洗干净。如果伤口出血过多，应设法立即上止血带，然后再送医院急救。

对于局部伤口，原则上不缝合、不包扎、不涂软膏，不要用粉剂涂抹伤口。到医院做进一步伤口冲洗处理后，应该在受伤24小时内接种狂犬疫苗。

异物误吸：孩子脸色青紫　马上排出异物

容易被孩子误吸的有花生、瓜子等，小宝宝则有可能在呕吐时呛入奶液、胃液。误吸异物可致命，一旦发生大的气管误吸，家长要第一时间进行急救，不要浪费时间送医。对于暂时不危及生命的疑似误吸，则应尽快送医。

要特别警惕的是大气管阻塞，表现为剧烈的、刺激性呛咳，或者气急和憋气，短时间内即可发生憋喘危及生命，表现为孩子脸色青紫，喘不过气来。此时应马上进行异物排出。对一两岁以下的小宝宝，家长可以坐在有靠背的椅子上，将宝宝放坐在腿上，背部紧靠着家长的胸部。家长用手使劲向后向上挤压宝宝的上腹部（脐上区域），压后随即放松。反复数次。

如果宝宝已能独立站稳，可以采取站姿，上身略向前倾。家长用双臂从身后将宝宝拦腰抱住，同时右手握拳，顶住其上腹部，左手则按压在右拳上，然后用力向上、向后，猛烈而迅速地挤压其上腹部，压后随即放松。

误服液体：有些情况不能催吐

当孩子出现异状时，要先确定误服了什么东西。外用药品大多具有毒性及腐蚀性，鼠药、酸碱类液体危害更大，都需要立即进行急救。

需要强调的是，不能盲目进行催吐。婴幼儿，或者孩子已处于昏迷状态，或者误服汽油、煤油和腐蚀性液体时，催吐有可能造成窒息和对食管的再次损伤。6岁以上儿童如果没有出现上述情况，则可以考虑催吐。

当误服强碱物时，可服弱酸性饮品食醋、柠檬汁、橘汁等；误服强酸物时，可服弱碱性饮品如肥皂水，或生蛋清保护胃黏膜；误服碘酒时，喝米汤、面糊等淀粉类流质可阻止碘吸收；错喝癣药水、止痒药水、驱蚊药水等时，多喝浓茶，茶叶中的鞣酸有沉淀和解毒的作用。急救处理后要及时送医，别忘了带着装药品或毒物的瓶子及呕吐物。

误吃异物：小心腐蚀性异物

误吞固态异物后，要明确异物性状。对于长形、尖锐物品、有刺激或腐蚀性的异物，处理不当有可能引发二次伤害。

常见异物有硬币、纽扣、塑料玩具小部件、发夹或鱼刺等尖锐物件，电池、干燥剂等固体。对误吞干燥剂，要区分情况处理。如果干燥剂是透明的硅胶，无毒性，无须做任何的处理；如果干燥剂是咖啡色的三氧化二铁或者氯化钙，因有轻微刺激性，可以通过大量喝水来稀释。如果是氧化钙，由于遇水后会变成碳酸氢钙，有腐蚀性，应先喝水稀释，同时马上送医院。

蚊虫叮咬：用肥皂水冲洗

儿童被蚊虫叮咬，年龄越大往往症状越轻。蜜蜂、黄蜂、毒蜘蛛、蝎子等容易引起过敏反应，红肿、疼痛，严重者甚至呼吸困难和休克。现场处理方法：如果有毒针留在皮肤下，须尽快拔出毒针，用肥皂水冲洗，因为毒虫唾液多是酸性，冲洗后局部消毒。肿胀厉害可以局部冷敷，外用激素软膏减轻局部炎症反应。实在疼得厉害，服用对乙酰胺苯酚、布洛芬都能止痛。

如果被叮咬后，局部出现中心发青，周围发白外围发红，腹痛、头痛、发热、疲倦、恶心、肌肉强直，甚至局部红肿、青紫、剧痒、口唇肿胀，胸部发紧、呼吸困难，声音嘶哑，精神不好，就应该及时到医院就诊。

触电：先关电闸再救孩子

切记先关电源或电闸，再接近孩子。无法关电源时，用干燥木质或塑料物品推开孩子，当孩子脱离电源后，根据患儿有无反应马上采取相应措施进行急救。假如孩子有反应，属于轻症，应该就地平躺，仔细检查身体，暂时不要起身走动，防止继发休克出现；假如孩子没有反应，但仍然有呼吸，让孩子就地平躺，如果已经无呼吸存在，要立刻开始心肺复苏。

煤气中毒：呼吸心跳皆无 现场心肺复苏

轻度症状为头晕、头痛、恶心呕吐、神志不清；重度症状为口唇呈樱桃红色，全身皮肤潮红，神志不清，或者昏迷、呼吸短浅、四肢冰凉，甚至大小便失禁。

一旦发生，应该立即把孩子搬到空气流通的地方，并注意气道通畅；注意保暖，最好用厚棉被包裹好。如果孩子呼吸不匀或微弱，进行人工呼吸。假如呼吸和心跳都已停止，则应现场做人工呼吸和胸外心脏按压。症状轻的，一般1～2小时即可恢复；症状严重者及时呼叫120急救中心或送医院抢救。

后 记

健康有约团队是广州日报的"梦之队"。

进入新世纪，广州日报在读者调查中发现，健康新闻的阅读率大幅上升，于是，2000年12月1日，《保健新闻》问世。

但万万没想到，《保健新闻》做了一件载入史册的事，2003年2月10日，《保健新闻》刊登了一篇文章《温度湿度变化大谨防流感》，它的副标题很引人注目——"医生提醒一旦出现突发高烧全身酸痛咳嗽应到医院求诊"。彼时，广州各大医院已经开始收治一些"怪病号"，起病急、可传染、会致命。后来人们知道这种病叫非典型性肺炎，而广州日报这篇文章被考证为中国对非典的第一篇报道。不久，谈"非"色变在蔓延，2003年4月23日，广州日报推出8个版的《防治非典型肺炎健康手册》，旋即被众多街道、学校、机关张贴，释疑解惑效果很好！抗"非典"期间，广州日报同广州这座城市同脉动，刊发了大量报道，竭尽全力配合政府，热心周到服务百姓。

为了更好满足读者对健康新闻的阅读期待，2003年11月22日，广州日报推出《健康周刊》，标明"新闻 新潮 新知"的办刊理念，负责《健康周刊》的七位编辑记者悉数在扉页亮相，清一色的名校毕业，神采飞扬！在这个平台上，他们架起了医院、医生与读者沟通的桥梁。

　　良好的医患关系是社会幸福指数的重要组成部分，媒体在这个领域大有可为。广州日报"名医大讲堂"于2009年3月26日应运而生，在穗的三位医疗界院士——钟南山、曾益新、侯凡凡欣然担任"名医大讲坛"的顾问。首期"名医大讲堂"在广州中医药大学第一附属医院举行，由国医大师周岱翰主讲"春季养生之道"，广州日报健康版的粉丝提前几个小时到现场"霸位"，大呼"过瘾"。"名医大讲堂"开始是每季度一次，后来由于医院、名医与听众积极性高涨，讲堂越办越密，至今已经办了接近100场。

　　动人的故事太多了，十年来钟南山院士七次担任"名医大讲堂"主讲，多少人因此知道了慢阻肺怎么治、怎么防，多少人戒了烟，多少家庭的空气得到了净化。

　　记得中山大学附属第一医院王深明院长讲"甲状腺病的诊断与防治"那次相当爆棚，连礼堂过道地上都坐满了人，还拉了分会场，现场的工作人员频频向保安求助，生怕有什么闪失。

　　中国最早的西医医院——孙逸仙纪念医院在2015年180岁生日时由王景峰、严励、彭英等21位名教授组成名医天团，在孙逸仙纪念碑前开讲，盛况空前。

　　每次"名医大讲堂"都是医患的盛会，名医的号多难挂啊，但在大讲堂上，患者及家属竟可以聆听名医娓娓道来的故事。肖海鹏、余学清、吴一龙、戎利民、刘奕志、曹杰、杨冬梓、郭庆、郑则广、高聪、陈敦金……城中名医渐次登场，他们的亲切消除了多少人对疾病的恐惧，"名医大讲堂"的内容通过广州日报报道和大洋网直播走进了千家万户。2017年1月12日，一款更适合全媒体传播的产品"名医微课"问世了，至今微课推出了100多期，点击量20万+是常态，最高的场次，流量接近百万。

广州日报健康新闻、名医大讲堂、名医微课、健康有约公众号都是广州城美丽温暖的颜色，人们在这里看到广州的名医是多么好！广州市民是多么好！而在每一场名医大讲堂的背后，都有广州日报记者、编辑呕心沥血的故事。每一位为之奋斗过的同事都眼睛有神，行走带风，想到做到。能够见证，今生至幸！

黄卓坚

广州日报常务副总编辑

2019年8月2日